U0289301

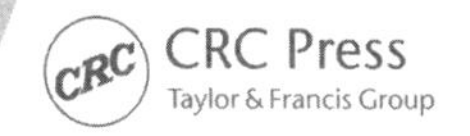

精益管理界诺贝尔奖——“新乡奖”获奖作品

美系精益医疗之急诊部案例

[美] 查理 · 普罗兹曼 Charles Protzman [美] 乔治 · 梅泽尔 George Mayzell, MD [美] 乔伊斯 · 克尔察尔 Joyce Kerpchar 著
任晖 陈莉 译

LEVERAGING LEAN IN THE EMERGENCY DEPARTMENT

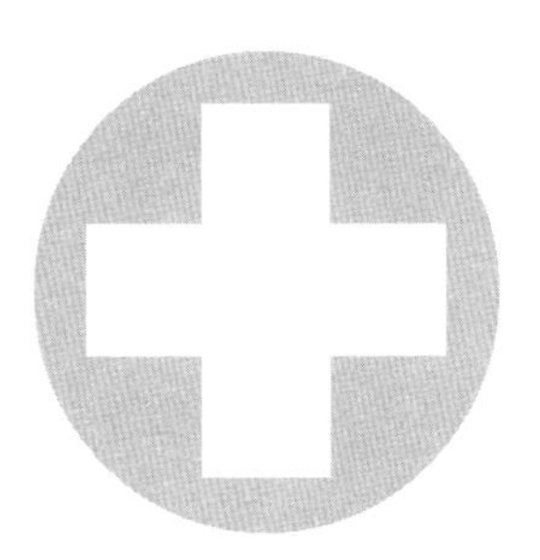

人民东方出版传媒
People's Oriental Publishing & Media
東方出版社
The Oriental Press

目 录

推荐序一

2001 年，受学校任命组建清华大学工业工程系，学校邀请美国工程院院士萨文迪教授担任首届系主任，我跟他共事十年。萨文迪教授提及他的博士指导小组成员之一是与泰勒同时代的美国工业工程学科的奠基人吉尔布雷斯夫人。起源于美国的工业工程被称为培养效率专家的学科，工业工程学科也是美国福特汽车公司大规模生产方式的理论源泉。2008 年，“精益”一词的发明人詹姆斯·P. 沃麦克到清华访问并做演讲，谈及精益生产起源于日本丰田汽车公司的现场实践，在丰田被称为“丰田生产方式”。“丰田生产方式”的发明人丰田公司的工业工程师、副总裁大野耐一先生在他所著的《丰田生产方式》一书中写道：“不妨说‘丰田生产方式’就是丰田式工业工程。因此不论是大规模生产方式（福特生产方式），还是精益生产（丰田生产方式），实际上都是以工业工程理论为基础，有效组织和管理汽车制造厂的最佳应用实践。”

“丰田生产方式”在 20 世纪 70 年代引起全球关注，原因就是人们发现，在石油危机后经济低速增长的环境下，丰田汽车公司的业绩亮眼，具有更强的抗萧条能力。1985 年，美国麻省理工大学用了五年时间，深入丰田汽车公司进行研究，并同时对 90 多家汽车厂进行对比分析，于 1992 年由沃麦克领衔撰写了《改变世界的机器》一书，书中首次将“丰田生产方式”定名为“精益生产”。四年之后，续篇《精益思想》出版，进一步从理论高度归纳了精益生产中所包含的新的管理思维，并将精益生产扩大到制造业以外的所有领域，尤其是服务业。精益生产方法外延到企业活动的各个方面，不再局限于生产领域，从而促使管理人员重新思考企业流程，消灭浪费，创造价值。

精益思想最成功的应用领域是制造业，今天，几乎没有大中型制造企业是不运用精益思想或者实施精益生产的，精益生产已被证明对制造企业竞争力提升发挥了重要作用。进入二十世纪，面对医疗成本的日益增长，精益思想越来越成为很多国家提升医疗效率和质量、降低医疗成本的选择，越来越多的医院运用精益思想改进他们的医疗运营。中国正处在深化医改的时代背景下，精益医疗会对中国医疗服务改革以及建立现代医院管理制度提供有益的新思路。

本次出版的一套六本书都是有关精益医疗的，曾荣获“精益管理界”的诺贝尔奖：新乡奖。第一本《美系精益医疗大全》全面介绍精益医疗概念，系列中的其他五本则分别关注医疗的一个特定领域，介绍在这些领域中如何通过实施精益，取得重要的流程和质量改善。书中有大量精益医疗的实践描述，以及案例研究和经验教训。本套书既详细介绍了精益理念、精益工具和精益方法论，也针对不同的医疗实践领域介绍了多样化的精益改善活动，示范如何运用精益的工具和理念实现对医疗流程和质量的持续改善。同时，也为读者提供了一个可以复制或者修改后运用在自己组织机构中的实践范本。

精益思想充满活力和生命力，精益医疗、精益服务、精益开发、精益创业等新的应用领域层出不穷。这套书体现了精益思想在医疗行业的最新理论方法和最佳实践，对医疗管理的实践者和研究者都是十分有价值的。我郑重地推荐给读者。

郑力，2019 年 9 月于清华园

推荐序二

首先，本书三位作者的合理组合，奠定了为读者提供丰富精神食粮的基本前提。查理·普罗兹曼是一位有20多年的从业经验的精益管理专家，并在职业生涯后期致力于精益管理在医院中的应用转化；乔治·梅泽尔既是一位出色的医疗专家，也是多项先进医疗管理工作的推进者，在工作中逐步融合了精益管理思维和方法，是精益医疗的实践者和倡导者；乔伊斯·克尔察尔是一位高级医疗管理专家，在20多年医疗管理经验的基础上，开展了多年的精益和六西格玛管理的顾问工作。三位作者从各自不同角度为本套书提供了丰富的素材，无论翻阅到哪一章节，读者都能够感受到理论与实践相结合的实用气息。这部著作巧妙地将精益管理从最早的丰田汽车生产管理模式逐步延伸到在美国制造企业的普遍应用，并进一步转移和融入到医院管理的各种情境当中，不仅探索了精益管理国际化的现实成功案例，且比较巧妙地实证了跨行业（从制造业到医疗行业）实施精益管理的可行性和现实性。

本套书的结构安排十分值得玩味。书中主要是从精益概述和精益方法工具两方面做了安排，并没有直接或重点切入精益医疗这个主题，而是在系统阐述精益管理故事的过程中，技巧性地对精益医院管理内容做了融入性安排，产生了潜移默化的效果。深入阅读后可以发现，第一本书《美系精益医疗大全》

中第一部分不仅对精益概念和精益历史做了介绍，更有价值的是做了两方面延伸内容的分析，一是对批量生产与精益生产在思维方式、价值流动特点方面做了对比；二是探讨了精益生产方式是否可以被应用到医院管理这个核心问题上，在从不同视角运用多个示例进行分析的基础上，给出了合理结论：结论一，某种意义上，医院和制造业大致相同，需要通过均衡化、一个流或者更小批量的方式，为患者提供更高效的医疗服务；结论二，虽然仍然面临一些挑战，但是精益管理适用于医疗管理环境，医疗管理应该朝着准时化、均衡化、自働化等精益的方向来构建高水平的医疗服务体系，并应持之以恒地通过改善消除各种浪费，以向社会和患者（客户）提供更满意的服务。

本套书有一个明显超越很多精益生产或精益管理作品之处，就是重点强调了精益与变革管理的关系，本质上揭示了世界范围内众多企业和医院实施精益管理成功与失败的根本原因——精益从根本上是组织变革，既要解决事的问题，也要解决人的问题，而且人与事要有机结合。原因在于：精益的实现必然与组织变革伴生，需要通过组织和制度变革产生精益推动力和保障力，进而使组织和制度系统不断从精益能力创建过程中获得变革的导向和动力。因此，我本人十分认同作者的观点，即精益的成功不仅需要组织中成员的执行力和改善力，尤为重要的是组织成员应当优先从管理层获得决策力、战略定力和精益领导力。

书中的精益基础部分，设计了实现精益的 BASICS 方法论。该方法论在某种意义是整合了 ECRS、PDCA、DMAIC 等经典的工业工程理论和方法的结果，形成了一个比较有一般借鉴意义的实施模型，并按照B、A、S、I、C、S的顺序递进完成了后续内容，比较系统地呈现了作者们对精益管理实现过程的内心思考和演绎逻辑。书中除了集中对精益方法和精益工具做了大量阐述，还用了较大篇幅并借助精益在医疗系统中的应用实例，深入探索人与精益的复杂关系问题，包括对高级管理者、部门经理、业务主管，乃至一般员工与精益实现的相互影响关系的分析。这部分内容与前面提及的变革管理遥相呼应，反映了社会学、心理学、行为学等与精益方法、工具使用的内在关系，突显出作者在精益实践中识别问题的深度。个人认为，这部分内容恰恰是本套书的与众不同之处，也是本套书所呈现出来的更具价值的内容。总体而言，本套书内容不仅为企业和医院管理者推行精益管理提供了极具价值的经验、建议和方法指导，也为这些管理者提出了善意警示：再好的理念和方法都需要落实到人的行为改进和组织变革中，并固化到组织文化中。

我国的医院管理与美国、日本和西欧发达国家，都存在显著不同，客观讲，我国的医疗效率是比较高的，但是我国医院，尤其是公立医院的资源浪费是巨大的。我国当前的主流医疗管理仍然是专家型管理模式。这种模式不断强调技术、设备的先进性，却难以使技术和设备应有的效能得到有效发挥，因此难以解决社会（人民群众）对高质量和高效率医疗服务需求与医疗服务供给能力不足之间的突出矛盾问题，这种矛盾问题在中心城市医院显得尤为突出。毋庸置疑，很多医院试图通过增加医护工作者负担的方式来解决问题，这不仅造成医护工作者工作负荷过大、心理压力过大和离职率高等现实问题，而且难以有效消除不断激化的医患矛盾。医院更应该通过建立精益管理的系统性理念，运用有效消除医疗资源浪费的科学工作方法，优化医疗服务的流程和体系，建立起富有价值创新导向的内生机制来解决问题。显然，医疗管理部门和医院高层管理者有责任探索更加科学的方式和方法来化解这些矛盾问题，社会相关组织和服务机构也有义务推动医院开展精益管理创新活动。排除人口和文化特性的差异，书中阐述的一般性精益理念和方法，对我国的医院推行精益管理确实有很好的借鉴意义。如果细细品味，很多实例已经直接或间接地为医疗管理当局和医院管理者提供了打开精益之门的钥匙。如同制造业实施先进制造管理模式变革一样，精益管理也是医院转型升级的必由之路，改进质量、提高效率并活化人的价值，是精益的本质属性。精益医疗管理已经在我国的部分地区率先取得了良好示范性成果，比如天津泰达心血管医院、台州（恩泽）医院、广东省中医院等，而且精益医疗正在长三角、珠三角地区悄然兴起。可以预期，精益医疗将很快会在中华大地得到广泛普及。

我们在学习、应用和推广精益医疗管理方式的过程中，无论是医院管理者，还是精益管理咨询专家，在汲取本套书中丰富营养的同时，建议大家还要注重基础精益方法和工具以外的一些重要内容，比如我们的国情和地域文化差异、精益变革或改善的基点、精益方法背后的基础理论和方法，也包含日益兴起的信息技术和智能技术对精益的作用等。很重要的是，在我国推行精益医院管理或精益医疗管理，需要结合自身情况构建与之相适应的方法论，而且这一方法论本身也应该是权变的，因为任何两家医院都是不完全相同的。

很荣幸受邀为本套书做序，在阅读和学习本套书的内容时，书中的一些观点、策略、方法与我本人的思想不断产生碰撞和交融，使我对东西方组织精益管理的异同有了更深刻的理解，对思考和解决我国企业和医院中的问题提供了一些启示，受益颇多。

受知识、阅历和能力的限制，本人很难将本套书的优点、亮点一一列举和准确表达出来，所提出的一些观点未必准确，不足之处，敬请谅解。希望借此机会与关注和推进精益管理的诸君共勉！

工业工程与精益管理专家
天津大学教授刘洪伟

推荐序三

随着医改的进一步推进，医院管理面临前所未有的挑战。药品零加成、耗材零加成、按病种付费，以及三级公立医院绩效考核体系的建立，无一不意味着新挑战与新机遇。患者来到医院既有医疗需求，也有服务需求，医疗安全质量需要不断提高，科室建设与人才培养面临压力，医院运营效率也需要提高，到处都有问题需要解决。如何系统性地解决医院管理过程中出现的各种问题，并构建一套行之有效的管理体系，从而增强医院的竞争力，是亟待解决的问题。

精益管理思想，正是一套系统性的管理方法，帮助医院不断消除工作中的各种浪费，解决实际问题。我们看到患者排队等待时间减少，非计划拔管率下降，配药内差减少，出院流程加快，急临医嘱准时，手术室利用效率提升，内镜中心与B超效率提升，药库周转天数下降等等。在解决一个个具体问题的过程中，精益实践者对于工作的理解加深，解决了具体问题，更重要的是掌握了科学解决问题的能力，逐渐形成持续改善的文化。

精益虽然起源于日本丰田汽车，但是精益在医疗行业的大部分先行者都来自美国。美国医疗行业也面临着极大的挑战（譬如高额的医疗成本），有一些医院开始在困境中寻求破局之路。很多医院也选择了精益，例如美国西雅图市的弗吉尼亚梅森医院是个典型样板，一个体现了美国医疗行业诸多弊端的样板，这些弊端在当今的美国医疗界依然存在，而且屡见不鲜。“梅森医院在艰难的情况下选择了精益，经过十多年的努力，历经磨难，实现凤凰涅槃，成为医疗行业的标杆。”（《医改传奇——从经典到精益》，人民军医出版社，2014）“位于威斯康星州的泰德康医疗中心也同样在一把手的带领下，从 2005 年开始通过系统性地实施精益医疗，在 5 年时间里，实现了医疗质量提高，患者满意度提高，同时利润上升的瞩目成绩。”（《精益医疗》，机械工业出版社）精益医疗也逐渐在美国医疗系统被广泛接受，包括麻省总院、约翰·霍普金斯、哈佛附属妇女儿童医院、梅奥诊所、密歇根大学医院等顶级医院也开始通过实施精益来提高医疗质量安全、提高运营效率以及提高患者满意度。

精益医疗在中国的实践才刚起步不久，最早是 GE 医疗开始在医院开展六西格玛绿带和黑带的培训、认证，在局部开展六西格玛的改善项目。但是局部的改善很难见到系统性的成效。2012 年开始，在美国 UL 公司（Underwriter Laboratories Inc.）、精益企业中国（Lean Enterprise China，LEC）等咨询和研究机构的带领下，有一些大型的公立三甲医院开始系统性地实施精益变革。如浙江省台州医院，在“新乡奖”卓越运营模型的基础上，从愿景使命价值观开始，通过战略展开体系和 A3 问题解决，建立了结合自身实际的精益管理系统。经过十几年坚持不懈的努力，浙江省台州医院成功实现了精益转型，并在 2019 年获得中国质量协会的“全国质量奖”，成为医疗行业第一家获此殊荣的组织，成为中国医院卓越运营的典范。其他例如，广东省中医院、南方医科大学深圳医院、宝安中医院（集团）、广州中医药大学深圳医院、东莞市儿童医院等也结合自身实际在坚持着精益实践。精益医疗的星星之火已经开始燎原，精益企业中国的精益医疗绿带培训项目已经开展了9期培训，在几十家医院培养了超过300名经过精益医疗绿带课程培训和认证的医护人员，成为精益医疗的先行者。从诸多医院的实践中，我们可以看到，精益医疗不只是可能，而是必然。

虽然早些年已经有介绍精益医疗的书籍在国内翻译出版，包括前面提到的《医改传奇》《精益医疗》等。但是这套书更为系统地介绍了精益的起源，并结合医院的实际案例介绍了在医院实施精益问题解决的BASICS模型：基线—评估—建议方案—实施—检查—维持。这个模型基于我们耳熟能详的PDSA循环，实质上是科学的逻辑基础。本套书给我们在医院实施精益变革提供了一个逻辑框架，同时以翔实的案例和通俗的解释介绍了实施精益变革过程中可能会用到的各种精益工具。本套书获得了2013年新乡大奖。本书作者查理先生有在医院实践精益的丰富经验（译者任晖先生也来自丰田，具有丰富的精益实践经验），将这些来自生产领域的工具“翻译”成为医护人员更容易理解和接受的语言。

实践和研究都一致表明，仅在局部实施精益或者改善，不仅不能实现系统改善，也不能很好地维持。在医院实施精益是艰难的组织变革，需要系统的变革管理和专业咨询顾问的支持，更需要一把手的亲自参与以及其他机关部门的支持，最终实现组织文化的转变，建立一个持续改进的组织 。正如书中提到的：精益是要致力于建设精益文化，而不仅是精益工具的应用。

我很希望看到更多的医院加入到精益实践中来，共同在艰难的环境下摸索出一条适合我们中国实际情况的精益医疗实践之路，为健康中国添砖加瓦。

精益企业中国（LEC）

精益医疗总监罗伟

译者序

本套著作覆盖了丰富的精益医疗理论和实践案例，通过精益文化变革，让医疗流动起来，传递以人为本，让患者和医者快乐的理念。期待此套著作能够帮助中国医院建立以人为本、赋能传承的医院精益管理系统——鼓励医护员工敢于暴露问题，持续参加精益改善。

我曾经是传统的精益实践者，长期专注于丰田模式的实践，在精益方法论的实施与创新中摸索出“适合丰田体系外的精益套路——培育精益领导力”。几年前，我转型为非传统服务业的精益实践者。为此，我对中国医院现状和实施精益医疗的必要性，略谈个人感悟。

我曾经陪同年迈的母亲去某代谢病门诊挂号、诊断、取药，足足花费了 3 个小时，当时我在内心揣摩：除了运用精益简化门诊流程，如果均衡化安排患者预约门诊时间，减小患者批量，可以缩短门诊等待时间。还有一次，父亲住院两周后，出院前一天，做一个核磁检查，在放射科等待了近 2.5 小时，事后住院部护士长神秘地告诉我：“这是凭借个人关系找到放射科，给您的父亲插队，您应该知足吧?”我一脸苦笑。如果实施住院部模型，关注患者的价值，提前计划患者的出院时间和每日医疗活动，打破部门之间的壁垒，建立住院部与辅助服务部门（例如放射科）的信息流，创造单例患者流，实施这个住院部模型，患者一定会快乐吧！

当前，中国一些医院开始尝试导入精益，大多数医院从5S和QCC品管圈入手，做一些点改善项目，我们称之为碎片化应用精益工具，没有建立长远精益战略和规划、没有建立领导力的管理职责和绩效牵引的机制，用以打造循序渐进的全员参与的精益推进体制和培育精益人才的精益系统，难以维持和巩固。由此，这些点改善项目经常是不了了之，没有与医院中长期的绩效发展和人才培育的目标，建立链接和长效机制。

2019年初《国务院办公厅关于加强三级公立医院绩效考核工作的意见》的总体要求中提出的基本原则是：三级公立医院坚持公益性导向，提高医疗服务效率。以满足人民群众健康需求为出发点和立足点，服务深化医药卫生体制改革全局。三级公立医院绩效考核指标体系由医疗质量、运营效率、持续发展、满意度评价等4个方面的指标构成。

以上内容让我陷入深深的思索中，中国正面临医疗组织改革和体制多元化，伴随着保险公司和各级政府不断削减成本，医院实施精益的决定最终将不再是一种选择，而是医院生存和提升竞争优势的必要条件。医院必须能够在尽可能少的空间，以最少的库存、最少的员工和最少的错误，提供尽可能好和多的服务。大型三甲医院生存的唯一途径是实施精益、降低成本，让中国国民看得起病。医者仁心，善莫大焉。医者精益，善莫大焉。

精益源于制造业，我根据丰田TPS系统和丹纳赫DBS系统，勾勒出精益组织的精益模型和理想状态，其同样适用于医院：

1. 建立组织的精益文化：精益需要领导每日带领员工进行

PDCA改善，消除不需要、不合理、不均衡。精益文化关注“尊重与持续改善”。丰田TBP问题解决的十个意识是指导员工解决问题的思维和行为的准则！这十个意识包括客户至上，经常自问自答“为了什么”，可视化，根据现场、现物、现实进行管理决定等。

2. 建立组织的选人、用人、育人、留人的人事体制，彻底落实“以人为本”“造车先育人”的尊重文化。薪酬福利、培训晋升、业绩考核的人事制度——提高员工凝聚力和敬业度，建立公开、公平、公正的绩效管理环境，用以引导持续改善。

3. 建立全员每日维持和改善的体制：每日运用目视化精益工具暴露问题，运用A3方法解决问题、维持和改善QCD绩效，培养精益人才。

目视化包括：质量确认台；变化点管理板；晨会和分层审核报告；方针管理重点工作、开展目视化；多能工目视化；物料流动和齐套配送等。

4. 为了实现方针管理的绩效目标和精益人才培养，建立突破性改善团队问题解决的机制和年度重点项目报告机制：例如War Room、VSM改善追踪和定期评审等。

精益模型只是一种理论模型，那么，如何在医院落地精益管理呢？

首先，什么是精益医疗的价值呢？从身体上或者情感上改变患者至更好的状态，患者愿意为感知到的增值活动买单；以患者为本的人文关怀，医生及时给患者看病，护士对患者耐心、服务周到、专业。

在医院建立精益系统，50%是实施精益工具。这是精益的科学管理部分。在医院实施价值流、产品加工流、全面作业分析、换型等精益工具识别浪费时，需要测量大量的数据。许多医院拥有大量的数据，但必须将它们整合到一个数据库中，并且需要清晰定义“数据收集触点”。然后，运用四大原则——消除、重新安排、简化和合并，提升增值比例。建议医院部署精益时，运用适合医院PDCA、DMAIC、BASICS的系统问题解决模型，实施由批量到精益的转型，并结合点改善和自下而上的个人改善提案，创新可持续的精益实施系统。

精益医疗的精髓在于根据患者的流动和平准化安排工作负荷。倘若医生每日查房时采用批量处理，支撑服务部门会产生多米诺效应。在短时间内，成批的医嘱被发送到支撑服务部门，例如化验室、药房、放射科。由于需求的波动，系统承受瞬时的巨大工作负荷压力，医护员工感到非常沮丧。通过改善，均衡查房时间和消除批量处理，缩短医疗服务时间和患者等待时间，患者快乐；员工工作负荷均衡化，医者快乐。

在医院建立精益系统时，另外的50%是“人员”的文化变革管理。首先，精益文化变革是医院一把手工程。变革管理之前，医院应该向医护员工传达精益变革的迫切性和对员工有什么好处，促成员工认可精益。在变革管理之中，职责和数据始终是贯穿的一条红线，领导者垂范Gemba Walk（走动管理）和教练员工，制定长期精益路线图和目标，先期投入资源，为员工提供改善时间，调动员工参与改善的积极性，建立每日精益推进体制（例如精益套路、管理白板会、分层审核和A3等），使得一线主管从维持工作发展为改善和育人的精益管理者。在变革管理的维持阶段，循序渐进地建立医院的精益文化，包括坚持更新标准作业和建立改善提案奖励系统，不奖励应急解决问题的救火英雄，培训员工的精益能力，完善培训、职级晋升通道，以及绩效评价、薪酬分配，引导员工的持续改善行为。此外，在医院内创造公正和免责的精益文化氛围，当问题发生时，医护员工能够立即勇于承认错误，把问题暴露出来，及时调查管理系统的根本原因并采取对策，这是真正的、了不起的精益文化转型。精益是一把手参与并建立核心价值观，精益是领导者每天教练员工实施 PDCA 改善。

中国面临人口老龄化，伴随着“全面大健康”政策的落地，医院和养老机构实施精益转型是趋势使然。精益实践者有责任回到精益的原点，让患者和医者快乐。如果能够助推把精益管理引入中国医院，创新医院以人为本、培育精益人才的核心理念，将是我们莫大的荣幸。

陈莉老师负责翻译了《美系精益医疗大全》第十三、十四章，《美系精益医疗之外科案例》全书，《美系精益医疗之支撑服务案例》第一、二章，以及本套书的图表翻译。我参与了整体的翻译工作，并统校全套著作。感谢查理先生在大洋彼岸，对每个英文缩写的出处和词汇难点，给予及时和专业的回复。

因时间和能力所限，译稿难免存在疏漏，有未能将原书语言字字珠玑地译为中文的地方，实属遗憾。我想写书、翻译都是一种治学和精进之道，欢迎精益医疗的同人，帮助我们持续改善，并成为我们的老师。

任晖，2019 年 8 月于天津

前　言

本套书旨在为医疗高级管理者、领导者、经理、流程优化团队成员和具有求知欲的一线员工提供参考指南，他们期待实施并借助精益将企业转型为高质量患者医疗业务的系统，这里每一个字都很关键。精益是对流程的一种不同的思考方式。高质量地治疗病人对于医疗服务无比重要。我们不鼓励工作更快或更加紧张，因为“匆忙造成浪费”，就是说匆忙时我们就会犯错误。“业务”是指将精益应用于可看作一个流程的任何环节，包括患者护理、信息系统或业务系统（会计、计费、市场等）的所有部分。为了减少整个系统的运行时间，所有业务流程的各个环节都应该流动起来。交付指的是将您的产品或服务交付给客户。交付的重点是能给客户增添何种价值。系统意味着我们试图改善的每一个流程都与其他流程链接或与其他流程集成。在大多数情况下，医疗是通过一个被集成的交付网络或系统实现的。改变一个流程，而不影响其他几个流程，是十分困难的。当您把所有这些放在一起时，对任何组织来说都面临着非常大的文化变革。文化变革意味着，如果您切实运用这些精益概念和工具，您就会成为世界级的领导者。如果您已经开始或正在考虑波德里奇或新乡奖，运用精益六西格玛会积极影响几乎所有的奖项评价标准。波德里奇和精益是无止境的，是持续不断的迭代式改善。

第一本书《美系精益医疗大全》按照章节划分。由于这些章节大多数都是独立设计，因此您会在书中发现一些重复，包括一些重复的概念，甚至一些经验教训之间的相似性，因为我们觉得这样的重复对读者是重要的。第一本书分为两个部分：

第一部分，第一章至第四章，包括定义精益是什么，以及发展到今天日臻完善的精益旅程中独特的历史故事。我们还想诠释丰田生产系统（Toyota Production System，TPS）与科学管理之间的联系，以及弗兰克、莉莲·吉尔布雷思和弗雷德里克·泰勒之间的联系。也有一个鲜为人知的组织称为民间联络小组（Civil Communication Section，CCS），它是由弗兰克·波尔金霍恩、荷马·萨拉索恩和我的祖父查理·普罗茨曼组成的。

我们阅读了超过300本这些人写的关于精益、六西格玛和全面质量管理的书籍，其中许多书籍来自生产力出版社。我们感谢诺曼·博德克，他是该领域的先驱。本套书主要关注精益。我们的经验是，大部分精益医疗生产力改善，都起步于实施精益。我们建议首先使用精益概念和工具来优化流程和消除浪费，然后应用六西格玛工具来减少流程中的波动。由于前四章更多地关注精益的介绍和历史，因而涉及许多制造的实例。

第二部分，从第五章开始，描述每一个精益工具和概念及如何应用它们。它们根据常规的使用顺序和层次上的优先次序加以组织，但应该注意的是并非所有的工具都被使用。我们针对手头的问题选用合适的工具。我们把工具放在一个被称为BASICS的版式里。许多组织已经对自己的精益问题解决模型进行了标准化，而一些组织已经对六西格玛的DMAIC（设计、测量、分析、实现、控制）模型或 PDCA 进行了标准化。精益工具可以被整合到 DMAIC 或任何其他模型；然而，精益工具倾向于在 DMAIC 模型内跨越类别地运用。不管您运用什么样的模型都不重要，只要每个人都明白他们在实施精益六西格玛改善时所运用的“工具”就可以了。

本套书的其他五本——《美系精益医疗之化验室案例》《美系精益医疗之急诊部案例》《美系精益医疗之门诊部案例》《美系精益医疗之外科案例》《美系精益医疗之支撑服务案例》，详细介绍了如何在各种医疗流程中实施精益。我们花了很多年研究，在小型、中型、大型医疗系统和组织中实施精益，我们发现分享经验教训是非常有价值的。每本书的开始部分从传统的观点出发，描述每个区域通常的运营情况，并描述典型问题。然后，我们通过各种精益实施方案，展示了我们如何使用价值流和其他精益工具。我们引入可落地的蓝图，因此结果可以被复制或修改，以用于其他机构。每本书还囊括了实例、故事、案例、结果和经验教训。

本套书提倡基于可测量结果的理念哲学，清晰测量在质量和效率上的改善结果。我们要指出的是衡量投资回报（Return on Investment，ROI），面临着有形和无形的挑战。

精益不仅仅是运作层面的行动。如果实施得当，精益理念将驱动组织内各个环节和区域的改善。本套书没有覆盖实现精益业务交付系统的全部知识、技术，但我们力求覆盖大多数业务流程都相通的最基本的知识，鼓励读者通过阅读与这个主题相关的许多其他佳作，并与寻求建立精益组织的人士互动，以获得更多的知识。在书中，我们会提及额外的参考书。

如何应用精益文化将在书中予以讨论，包括实施持续改善和科学管理原则，使人们基于对数据与主观意见的比较，做出管理决策。书中的工具和实施技巧旨在帮您避免习惯性思维，让您看到基于谁和最终会给客户带来什么样的增值并做决策。

本套书强调精益六西格玛之旅的重要性。倡导追求永无止境的持续改善，因为总会有更多的浪费被发现，需要被消除。

读者在每一次成功后都会感到兴奋，还会从每一次失败、挫折中吸取教训。您会在追求精益的过程中找到快乐，因为您和您的组织能够完成的事情是无穷尽的。祝您精益之旅顺利！

千里之行，始于足下！

查理·普罗兹曼 III，MBA，CPM，

乔治·梅泽尔，MD，MBA，FACP，

乔伊斯·克尔察尔，PA-C

作　者

查理·普罗兹曼 III，MBA，CPM

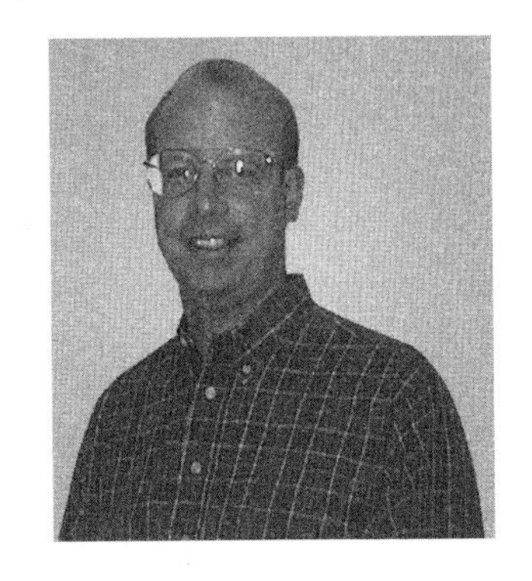

1997 年 11 月，查理·普罗兹曼组建了业务改善集团，LLC（B.I.G）。B.I.G 位于 MD 巴尔的摩，致力于实施精益思想和精益业务交付系统（LBDS）。

查理有 26 年以上物料和运营管理经验。他在联合信号（现称霍尼韦尔）工作了 13 年，在那里他曾任航空航天战略运营经理，是第一位联合信号的精益大师。他获得了许多特别的表彰和降低成本的奖项。在联合信号工作时，查理是 DBED 的马里兰联盟的外部顾问。他为世界级标准文件给予了输入建议，并协助前三个初始的 DBED 世界级公司评估。查理在全世界传授学生关于精益原则和全面质量管理。

查理在过去 16 年里一直在美国实施成功的精益生产线转型、改善活动、管理业务系统改善（业务部门精益）。除了制造业，他还专注于医院/医疗的精益实施。

查理拥有马里兰州洛约拉大学的文学学士和工商管理硕士学位。他目前是 SME、SAE、IIE 和心理类型协会的成员。他是一名有特许认证资质的 MBTI 教练。他是 APICs、AME 冠军俱乐部和 NAPM 组织的前任成员。

乔治·梅泽尔，MD，MBA，FACP

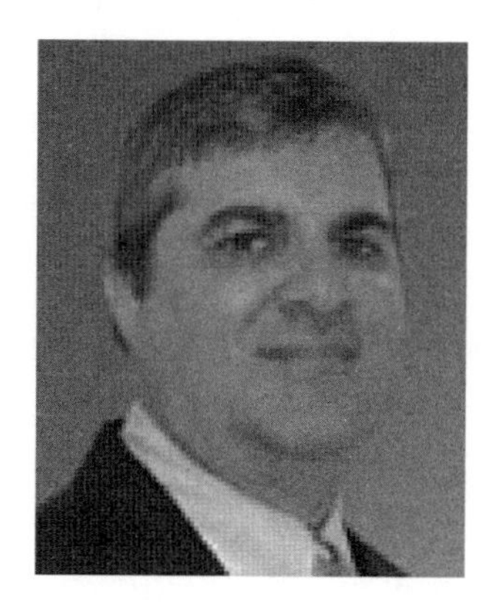

乔治·梅泽尔博士是一个董事会认证的内科医生和老年病医生，具有超过 10 年的患者护理经验和超过 15 年的行政卫生行业经验。

从 2008 年 12 月开始，梅泽尔博士在麦瑟迪斯特·勒·邦霍尔医疗中心担任高级副总裁和首席患者护理主任。麦瑟迪斯特位于 TN 孟菲斯，由七家医院系统构成，拥有超过 1600 张被认证的病床。他负责患者护理操作和监管制度的准备就绪。此前，他曾担任麦瑟迪斯特德国小镇医院的首席医疗运营官（CMO）。

除了曾任佛罗里达大学的指导教师外，梅泽尔博士还在佛罗里达州的蓝十字蓝盾公司工作，他直接参与了医疗管理活动，包括疾病管理、利用率审查、申诉和不满、病历管理、药房效益、支付绩效和医疗风险。

乔伊斯·克尔察尔，PA-C

乔伊斯·克尔察尔拥有超过 28 年的医疗行业经验，目前担任奥兰多佛罗里达医院外科发展研究所的主任，该医院是基督复临会卫生系统的一部分，是一家急性护理的三级医院，一年治疗超过 1500 万名患者。她于 2001 年加入佛罗里达医院，从事

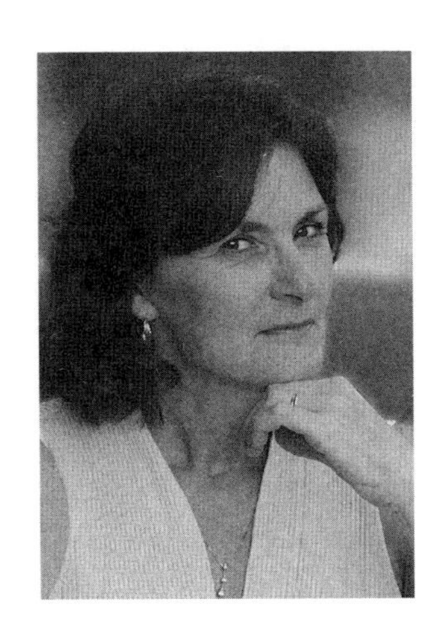

精益高级顾问超过 5 年，范围跨越八个院区的各种临床部门，她具有六西格玛黑带，是一名被认证的 MBTI 教练。

她的职业生涯起步于担任心血管、胸外科和（大部分时间）医疗护理科的委员会认证助理医师。在加入佛罗里达医院之前，她在医疗相关行业中担任过各种行政职务，其中包括管理医疗和与保诚医疗签署服务和同。保诚医疗在佛罗里达州中部九个县服务了 20 万名会员，与阿维欧集团产品管理签署服务合同。阿维欧公司向医疗机构提供信息技术支持，为科技初创公司进入商业和市场提供战略咨询。

克尔察尔女士热衷于在医疗流程中实施精益、消除浪费、减少错误、提高整体质量水平、降低医疗成本。

第一章

急诊部

典型的急诊部

在美国各地医院过度拥挤的急诊室，患者等待就诊时间很长

一项关于美国各地医院急诊室等待时间的新研究报告显示：

50 以上（百分比）：在美国所有医院就诊的患者中，发生在急诊室的等待占比 50%以上

243：2008 年平均每次急诊室等待时间是 243 分钟

245：2007 年平均每次急诊室等待时间是 245 分钟

27：在 2002—2008 年期间，急诊室增加的等待时间是 27 分钟

172：南达科他州 2008 年的平均每次急诊室的等待时

间是 172 分钟，为美国各州最低

408：犹他州 2008 年的平均每次急诊室的等待时间是 408 分钟，为美国各州最高

在急诊部花费的总时间

脉冲报告收集和整理了患者们在急诊部花费的总时间（门到门）的调研数据。2009 年脉冲报告分析了 2008 年的数据，患者在急诊部平均花费 243 分钟，即 4 小时 3 分钟。该数据与 2002 年的数据相比，患者们在急诊部额外花费了 27 分钟。

急诊部的患者满意度

我们都知道，在过去几年中，急诊部就诊花费的总时间有所增加。与此同时，患者满意度也在逐步提高。这种略微提高的患者满意度或许表明，医护员工同人正在致力于提高医疗服务质量和满足患者的医疗需求等诸

多方面。

总体上来说，在急诊部就诊花费超过 2 小时的患者群比就诊花费低于 2 小时的患者群，对急诊部满意度低一些。由于急诊部患者的大部分时间都是花费在等候室、检查区、检查或等待出院的手续方面，因而，缩短急诊部总体交付时间和让患者感知更多的就诊进度，对提升患者满意度具有积极影响。通常，实施患者接受治疗和出院的最佳服务方案，是首先需要解决急诊部人满为患的拥挤问题，让危重患者更快地接受急诊部的诊断和治疗，并被快速转移至合适的住院部病房。此外，病情较轻的患者得到及时医疗，顺利从急诊部出院，这样可以腾出大量宝贵的医疗资源。

就诊体验由诸多因素决定，从而使患者的感受不尽相同。在哪里接受医疗，也是决定患者就诊体验感受的因素之一。有人可能会认为在小型急诊部，患者拥挤情况少，就诊等待时间短；然而，即使平均总医疗交付时间更长，大型医疗机构通常需要付出更多的努力，才能提高患者满意度。患者满意度的平均得分最高的地方，正在制定一项卓越的全新医疗流程标准。医疗机构保持竞争力需要集中精力，专注于如何达成患者的医疗需求和医疗期望。

2008 年，近 140 万名患者对急诊部医疗的主流反馈是积极的。需要特别强调的是，针对护士、医生、医疗检查以及自己家人和朋友的医疗体验的调查问卷中，超过三分之二的问卷反馈是积极的和给予认可的。

患者访问急诊部

- 访问量：1.192 亿人次
- 受伤相关访问量：4240 万人次
- 每 100 人访问次数：40.5 人次
- 最常见的诊断症状：躯体损伤和中毒
- 短于 15 分钟就诊的患者比例：22%
- 急诊部就诊时间的中位数：2.6 小时

- 急诊部就诊后接收住院的患者比例：13%
- 急诊部就诊后转院的患者比例：1.9%

伴随着如何以高效、低成本的方式提供高质量医疗服务的讨论持续升温，急诊部过度拥挤和长时间等待一直是人们关注的焦点。基于2009年脉冲的调研报告，数据以2008年急诊部（门到门）花费的总时间为依据，据报道，相比2002年，急诊部患者花费了额外的27分钟，急诊部平均医疗时间为243分钟或者4小时3分钟。

此外，医学研究所（IOM）2006年6月的一份标题为“以医院为基础的急救护理：处在崩溃边缘”的报告中，强调了美国急诊部正在面临严峻的挑战，包括过度拥挤、救护车绕路、低效的患者流动和低效的医院手术。该报告指出，“均衡化医疗流程中固有的高峰需求和低谷需求，人为波动不必要地破坏了患者的医疗流程，因此消除人为波动，医院能够保障患者安全和提高质量，同时减少医院浪费和成本。”陪伴爱人或者朋友在急诊部度过一段煎熬时光的绝大多数人，在备受煎熬的就诊过程中，往往会遭遇漫长的等待和感到沮丧。

传统急诊部模型

传统急诊部模型——患者就诊流程是由急诊室的可用性决定的，传统急诊部被设计为“匆匆抵达和焦虑等待”（表 1.1）的基调。换句话说，急诊部容量的大小或者床位的可用性，决定了医生、中级医护人员（MLP）、内科医生助理何时对患者实施诊断。在大多数情况下，床位的可用性对何时实施诊断起着至关重要的决定性作用（图 1.1）。典型的非紧急患者首先需要办理登记，并且与登记工作人员进行简短的就诊交流（技能类型可能有所不同），然后患者被要求在候诊大厅静坐、等待。患者将被要求完成挂号页面，再次返回候诊大厅静坐、等待。这可能发生在患者接受分诊护士实施的“完整”分诊之前或之后，分诊护士将对患者进行更详细的评估，询问患者的主诉和简要病史。

分诊护士确定患者病情的严重程度后，决定患者是否可以等待或者需要立即转送至重症监护室。如患者被分诊护士判定为非急诊患者，即病情稳定的患者，他们会被告知回到候诊大厅或者走廊，继续静坐、等待。患者可能会被另一名护士呼唤，进行二次分诊，这取决于急诊部内部流程。根据患者的症状，会触发、启动一项“初步医疗方案”，即在医生完整诊断患者病情之前，就启动了诊断患者病情的流程。如果患者按照初步医疗方案接受治疗，可能被送到化验室或者放射科；不论哪种情况，患者最终都会回到候诊大厅再次静坐、等待。患者仍然没有达成就诊的目的，即接受医生的诊断。一些患者的等待时间延长至10小时或者更长，在这种情况下，许多患者会决定离开急诊部，导致“患者流失率”(LWSD)，并且被计入医院统计数据中。原因是医生不一定按照患者到达急诊部的顺序，或者按照先入先出的顺序，对患者实施诊断。紧急患者被安排优先就诊，当所有其他稍高疼痛敏锐度的患者得到治疗后，剩下的患者被不断地“重新排序”，被送到急诊室或者送回走廊。在一定程度上，开放使用的急诊室或者“床位”的数量决定了急诊部看病的能力。如果没有开放使用的床位(尽管可能医生可用)，患者仍要待在候诊室。在大多数急诊部，只有当一间急诊室或者“走廊”开放使用时，患者才会被带到急诊室。典型的情况是，进入急诊室后，患者将会再次等待。最后，医生来到急诊室，拿着病史和健康体检报告，对患者进行诊断，开具进行诊断检查的医嘱，接收检查结果，确定患者的处置方案，然后患者出院或者住院。有时患者需要更多的检查项目，因为通常在分诊中选择了错误的初步医疗方案，或者患者主诉发生了变化，或者发生了其他情况，使最初的病情变得复杂化。如此，导致新一轮的等待——等待检查结果报告。然后，医生或者护士将返回，并在患者留院等待期间提供最新的检查结果报告，直到确定最终的患者处置方案，患者入院或者出院。如果患者被住院部接纳，医生写下额外医嘱，安排会诊，此时，“搜寻”住院部床位的工作就会开始。如果患者出院了，那么由医生和护士完成出院文件，并且提供药物处方和随访信息，然后患者被送回家。

表 1.1　传统急诊部模型

传统急诊部模型
• 串行的医疗流程 • 通常医生在价值流第五步甚至更晚的步骤诊断患者 • 依赖床位的可用性 • 护士推动的初步医疗方案，以推进患者医疗 • 分诊患者，未遵守患者先进先出（FIFO）就诊 • 医生的诊断效率 < 每小时诊断 2 例患者 • 根据主观愿望安排员工，而不是小时需求 • 患者在急诊部的大部分时间里，待在一间房间里，由同一名护士照看

这是一个典型的场景，急诊部中发生的情况比我们想象的要多，需要等待更长时间才能看到医生、治疗，然后被安排到最终的目的地。

急诊部医疗交付时间（图 1.2）不仅与急诊部流程有关，而且触及医院其他科室床位的可用性和医疗流程。虽

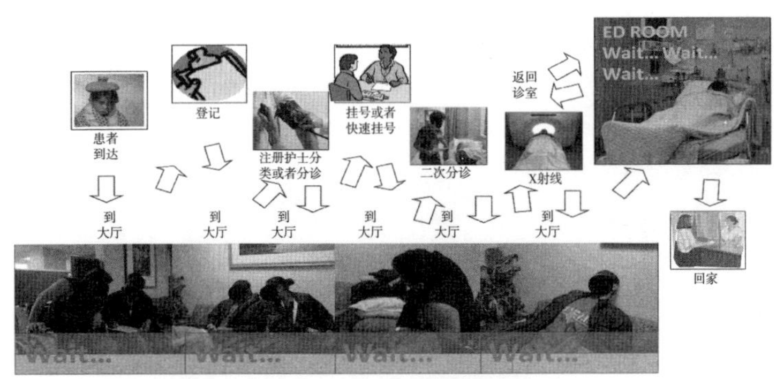

传统急诊部模型：患者到达“急诊部”之后，便开始等待医生和治疗，
亦称“匆匆抵达和焦虑等待”的患者就诊模型

图 1.1　传统急诊部模型

然急诊部系统之内，存在固有的浪费，只要拥有可用急诊室，并且患者需求与医护员工的工作时间互相匹配，急诊部系统就能够正常运营；然而，这通常是理想场景，而非现实场景，并未覆盖急诊部或者医疗机构如何配置部门的医护人员。

传统急诊部模型，如果工作流程运转顺畅，急诊部容量和人员配置充足，便可达到所公布的世界一流的标杆医院的管理水平，即从患者抵达医院到医生诊断为 45 分钟和平均 2 小时门诊医疗时间（图 1.3）。根据我们所收集的数

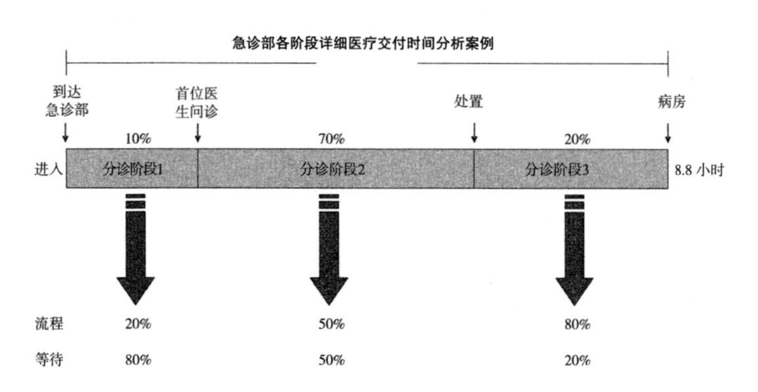

图 1.2　急诊部的医疗交付时间案例

据，一般的统计数据中记载，医生平均每小时诊断 1.8～2.1 例患者。然而，每家医院都有其独特的患者群体。每个急诊部也有自己定义的病患疼痛敏锐度。大多数医院不会测量从进门到看到医生的时间，而那些测量从进门到看到医生时间的医院，它们的测量指标存在数据有效性等问题。通常，那些测量从进门到看到医生的时间的医院，在内部没有一个关于“进门”的定义标准。“进门”是患者签到的时刻，是在患者排在第四位之后签到的时刻，还是患者实际进行的时刻呢？其他挑战包括与医生相关数据的收集。

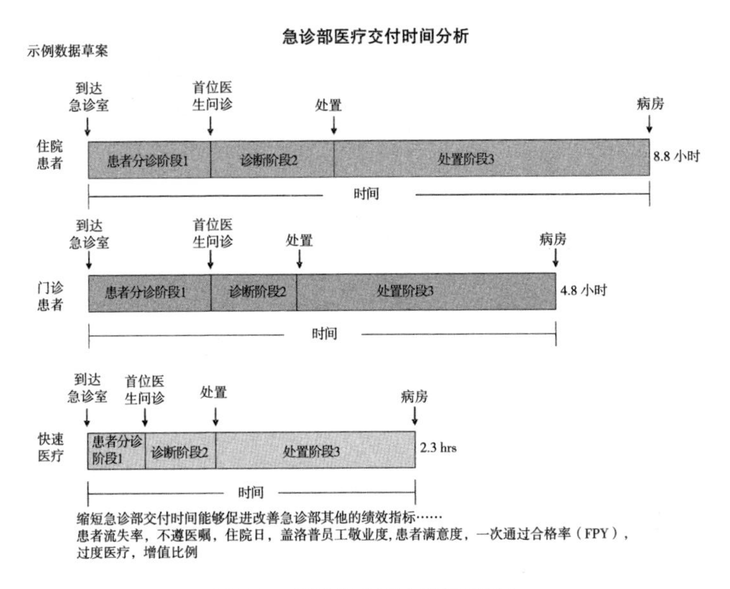

图 1.3 急诊部交付时间详细案例

在一些急诊部中，花费 30 分钟诊断的声明是容易产生误导的。在一些医院，“诊断”是指由分诊（患者鉴别分类）护士或者由一位初诊医生“筛查”，而不是医生的全面诊断。30 分钟的真实性也是存有疑问的，因为医生在诊断患者之前就已登录患者的页面，预先了解患者的基本症状，如此医生就能够准时开始诊断患者。在其他医院，医生忘记登录患者的页面，所以他们的诊断时间比报道所述的要更加真实和准确。当医生批量处理诊断时，他们可能在患者进入诊室前，就已经输入了诊断患者的时间。例如，我们发现大多数急诊部医生一次拿取 3 份或者更多份的患者病历档案（如果医生能够找到），提前 20～30 分钟登录患者的页面和查看第 3 例患者的基本症状。这给人一种错觉：患者进门到看到医生的时间，相比过往，更短了。虽然看起来微不足道，但它能够影响 15～30 分钟或者更长时间的数据准确性。当我们评估“标杆”医院的工作成果时，我们需要持有怀疑的态度。虽然一些医院可能确实有标杆性的工作业绩，但不是所有医疗组织都有相同的定义，即什么是医生开始“诊断”的时刻，现实中有时是不可以比较的。

医院急诊部患者的平均疼痛敏锐度是介于低（1 级）

到高（5 级）之间，一些设置 3 级疼痛敏锐度的急诊部会吸引疼痛敏锐度更高的患者们前来就诊，从而，顺乎逻辑地增加了急诊部医疗时间。很明显，前往创伤中心的患者人群，具有很高的疼痛敏锐度，而且大多数创伤中心有不尽相同的患者就诊流程模型。

患者每小时到达急诊部的人数数量和总计人数数量，由于患者类型不同，在各急诊部中千差万别。结果，大多数医院收治更高疼痛敏锐度患者，或者他们的住院部患者积压，因此，这些医院都没有达到所公布的世界级标杆医院的管理水平。一天中的某些时段，一些医院患者等待进入急诊室（或者走廊）和看到医生的时间花费 4~10 小时或者更长。此外，对急诊部过度拥挤的当前观点，也限制了急诊部自身减轻过度拥挤的改善措施。基础设施超负荷运转，是不可避免的后果，鉴于此，整个医疗领域已经开始接受轻急症患者在急诊大厅等待 6~8 个小时的惯例。

急诊部护士长和内科医生必须与床位管理员和随叫随

到的内科医生进行充分协商，以便获得住院单和患者的床位分配。通常，这些急诊部的患者与直接从医院办公室、手术室获准入院的患者，竞争同一个床位。因为急诊部患者通常被认为是在重症监护室接受治疗，其他患者的床位分配被予以优先考虑。如此，导致患者在急诊部的住院时间，长达数小时或者数天，占用了急诊部有限的治疗空间，并加重了患者在候诊室等待就诊的瓶颈及其影响度。整个医疗领域已经开始接受急诊部走廊上躺在担架上的患者，但不太愿意接受同样的干预手段——提升住院部收治患者的能力。为了缓解急症部的人满为患、过度拥挤的状况，一些医院制定了“紫色或者红色或者其他颜色”类型的示意图，即当达到一个预先确定的测量指标时，也就是急诊部可用的床位数量（床位或走廊）降至两个时，医院“必须”做出及时响应，腾出住院部的床位。但在许多医院，这些“紫色代码”没有得到重视。一些医院采用“推送”患者到床位已满的住院部病房，患者从急诊部的走廊被推送至住院部病房的走廊。此举虽然确实减轻了急诊部员工的部分负担，但仍未能解决深层次问题。

急诊部的延误和流程问题往往由于住院床位容量不足而变得更加严重。这种床位容量的不足与几个主要原因有关，包括社区的医疗需求超出了医院实际收治患者的能力，缺乏训练有素的护理员工，以维持所有可用床位的正常运转，当然还包括患者医疗流程管理效率的原因。

将等待住院床位的患者安置在急诊部，会占用宝贵的医疗空间和医护员工的工作时间。照顾正在等待危重护理床位的患者，甚至换岗至要求护士与患者比为1∶2或1∶3的病房实施护理，会给急诊部医护员工施加极大的工作压力，通常他们护理疼痛敏锐度水平要低得多的患者（护士与患者比为1∶4或1∶5），因此，没有为患者和医护员工创建一个安全的医疗环境。

此外，住院部的医护员工固守传统范例的思维，即对住院部的调查床位上患者的人数受限于其现有人员配置支撑的床位数量，而其患者只是住院部的患者。虽然急诊部患者被安排在住院部的床位上，但这些患者基本上是“不被关注”的，因为他们被认为是“急诊部”的患者，所以住院部对他们“眼不见，心不想”，无医护照顾。此逻辑理论是正确的，除了以下两点外，这不是一个问题：第一，当前急诊部在60%的可用治疗空间内接收急诊部住院患者；第二，从下午3点到午夜的高峰时段，高达60例未经治疗的患者依然按照惯例，在急诊部大厅内焦虑地等待。许多非急诊部医护员工无法理解或者没有接触过延误收治患者到住院部病房的影响。当住院部迫使急诊部收治住院患者时，通常情况下，急诊部在其提供住院服务的预算中不会获得贷款。

当前的流程是支离破碎的

在X医院，我们被告知医院已经废除了分诊流程，所有患者在20分钟内接受筛查，患者在30分钟内看到医生。此外，医院取消了候诊室。这些听起来令人兴奋，以至于听起来感觉像是真实的。事实上，X医院建立的系统比过去患者看病用时8~10小时等待，要出色很多。X医院的全新系统取代了传统花费6~8分钟的分诊护士，由护理人员和邻接区域立即对胸痛患者进行4分钟的筛查。X医院将原来的候诊室改造成了危重病护理侧的一个小等候区和快速通道侧的大厅座椅的等候区。虽然事实上，所有患者都在20分钟内接受了筛查，但他们不一定能更快地看到医生。通常，患者分诊结果决定患者是否需要紧急护理，医生助理（PA）首先对患者进行筛查（“第一眼”），随后由医生检查患者。在快速通道侧，1~3名医生穿插于6间急诊室之间，他们批量诊断患者。4间治疗室，配置2名护士、1名技术员和1名秘书。秘书需要花费一些时间，将挂号订单重新输入两个不同的系统，而医生已经把同一个挂号订单输入了另一个系统。虽然这样看起来很奇怪，但对于大多数医院而言，这是相当普遍的现象。当急诊部节奏变得繁忙时（每日220多名患者来访，在37张急诊部床位就诊），住院床位变得越来越少时，快速通道和急性患者候诊区会很快人满为患、拥堵不堪。事实上，这一切都是可以预测的。当快速通道被患者填满时，由于急诊部没有可用的诊室，快速通道基本上是处于停用的状态。快速通道侧的医生开始在大厅里对患者进行筛查。急性患者继续被塞进急诊部候诊区。这个急诊部候诊区的大小或许相当于3间急诊室的开放使用空间，配备13把椅子，背靠背2排，2个躺椅和1张床。患者接受了医生检查，获得了病史和血样，并且在该区域医护员工注目和聆听之下，服用了药物。

尽管这个急诊部场景听起来像是编造的，然而，此急诊部场景是急诊部医生领导的改善小组的改善成果，它是改善小组通过访问、学习另一个标杆急诊部的经验后收获的改善成果。这表明一些医生不惜一切代价去诊断和治疗他们的患者，即使他们的患者不得不聚集在如中世纪简陋的医院中。有趣的是，虽然患者明显不喜欢在椅子上呕吐或者坐在别人旁边呕吐，但没有人会公开抱怨，而且大多数人似乎对有人试图帮助他们，感到高兴。

此急诊部缩短了患者的等待时间，但代价是什么呢？一些护士和医生拒绝在急症护理区工作。此外，患者坐在椅子上时，护士们拒绝给他们服用药物。在某社区，一些紧急护理诊所坐落于此；然而，这是该社区唯一的医疗诊所。人们不禁要问，如果医疗机构之间存在激烈的竞争，该诊所会生存下来吗？在另一家医院，护士和医生们认为等候两个小时是对的。他们看不出长时间等待有什么不对；毕竟，患者到急诊部就诊流程一直都是这样的！到达急诊部就诊时，患者的心理预期就会是等一等。很明显，急诊部没有改善的迫切要求。员工告诉我们，他们认为没有理由聘请精益顾问来改善急诊部流程。

一些医生担心标准作业将会迫使他们以某种方式实施标准化的诊断流程。这不是精益的目标；然而，如果可能的话，精益思想支持计算机驱动的诊断流程。标准作业的目标是标准化诊断后实施的标准化治疗工作，从而推动最佳实践治疗，并且使患者在急诊部内以最短等待时间实施治疗。我们追踪了一位急诊部患者，未经开具正式的医嘱，护士为其抽血采样。这是一个典型的非书面初步医疗方案的例子。护士通常抽出“彩虹”，也就是用各种颜色的试管，抽出多管血样（需要进行多种类型的血样化验）。虽然护士说患者没有签署初步医疗方案，但本质上，他们是在实施初步医疗方案，护士们主观地认为：每位患者都是需要抽血和化验的，所以他们为每位患者抽出“彩虹”。此举对一些人来说似乎是有道理的，然而，护士们向我们抱怨说，在接到医生做化验室抽取血样的医嘱之前，有些患者血样就已经失效、过期了。在某些情况下，护士没有正确地混匀试管，导致发生血液凝块和不良血样，然后患者不得不被重新抽取血样。在其他情况下，一些血样试管没有立即粘贴标签，在血样试管上贴错患者标签的概率会大大增加，这是非常危险的。此外，值得关注的是，我们亦发现一些医院已采取改善措施，从质量和安全角度方面，致力于减少抽取患者“血液”的数量。

一名精益团队成员正在医院绘制一例患者医疗流（PPF）。对象是一名被救护车运送的患者，目的是观察这个救护流程与到达急诊部前门的患者就诊流程相比，如何实施急诊救护流程。我们挑选的那名患者是由救护车被送进急诊室的，她当时患有胸痛。抵达后立即实施的心电图（EKG）呈现阴性，由于没有危重床位，她被送入上述描述的可怕至极的急性患者候诊区，其间，其他 13 名患者坐在急性患者候诊区的椅子上。精益团队成员坐在她旁边，拿着摄像机和记事本，和她一起等待，“体验她的痛苦”。大约过了45分钟，团队成员注意到她抬起手，开始转动静脉输液管上的旋钮。此区域的护士太忙了，没有注意到她的微弱动作。有人问患者，她是怎么知道要转动旋钮的。这位患者说，她已经当了5年的急救医疗技术员，她不想让静脉输液管空气回到她的静脉血管中。1.5个小时之后，医生助理才来看我们，过了3个多小时我们才看到医生。直到医生看到她，她的抽取血样医嘱才被输入系统。由于等待太久了，她不得不被重新抽取血样。从那时起，医生花了1个多小时才把抽血化验结果拿回来，又过了15分钟，医生才回来看抽血化验结果。这名患者几乎两次不顾医嘱而想要离开医院急诊部。她告诉精益团队成员，尽管她感觉十分糟糕，但她想要告诉医生，她感觉好多了，继而她就可以离开急诊部了。

经验教训：如果您想了解患者的就诊体验，请在整个住院治疗期间，陪伴他们。这是获得客户真实声音的绝佳方法。

当前急诊部的改善提案

如前所述，改善急诊部的第一反应解决方案，是增加床位。当不能增加床位时，许多医院正在尝试用不同的方法，解决患者的等待时间和急诊部医疗时间的问题。解决方案包括：

- 建造更多的分诊室
- 建造更多的急诊部诊室
- 建立快速通道或者快速医疗区
- 请医生分诊
- 在大厅中，医护员工为患者提供医疗服务
- 追加医护员工的人员配置
- 对患者进行筛选，将低疼痛敏锐度的患者送至非现

场（非急诊部）进行紧急护理

- 持续追加或者尝试改善与患者签订的书面初步医疗方案

但大多数时候，这些方法仍然会产生不理想的结果，而且每种方法都有各自的优缺点。

建造更多的住院部病房

显而易见，解决住院容量问题的对策是增加床位、增加医护员工人数或者更好地利用现有床位。不幸的是，这些干预措施大多耗费时间，可能无法立即实现。此外，这个明显的解决对策可能不是正确答案。

增加病房数量就像将库存增加到基于产品的价值流一样。库存（病房数量）隐藏了系统中潜在的问题。在短期内，增加病房数量是有帮助的，因为确实有一些病房可以安置住院患者；然而，在大多数急诊部，我们看到，在全新病房被填满之前，这种解决对策是持续有效的。六个月到一年之后，急诊部的处境和过往一样，因为增加了病房，过度拥挤问题更加严重。此外，额外的病房需要配置更多的医护员工。

经验教训： 除非数据支持对额外病房的需求，否则增加病房是一种短视和短期的解决方案。

正确的思考过程是，如果缩短整个医院的住院时间，消除流程中浪费的时间，那么可能不需要额外的住院患者或者急诊部床位。缩短急诊部医疗交付时间，其思考的着眼点不仅局限于急诊部系统内，而是需要审视医院整体流程的患者医疗交付时间和床位管理系统。

快速医疗和快速通道模型的问题

快速医疗模型在理论上应该是精益模型。疼痛敏锐度很低的患者被引导安排至另一个区域，在那里他们通常被一名助理内科医生诊断。快速医疗模型的缺点是，患者需求可能堆叠起来，或者患者需求可能为零，这取决于该区域有多少可用的急诊室，患者如何到达，该区域的医护员工人数如何配置，以及医生是否被召唤回来照顾危重患者。因此，我们发现等待时间可能根据一天内的不同时间段，发生显著变化。

我们的精益团队由急诊部员工、其他支持领域的员工和精益实践者组成，他们认为有必要针对快速医疗和快速通道的典型改善提案，进行重新评估。然而，我们对标其他医院，发现在快速医疗流程中，患者仍然需要等待很长的时间。此外，快速医疗的一次通过合格率的其他问题包含如下：

• 通常，快速医疗在需求高峰期开放，即上午10点或者11点至下午5点，或者在某些情况下，开放至晚上11点。结果，在上午10点之前到达的患者被要求等待快速医疗通道开放。其中一些患者在早上8点就到了。护士的想法是，患者等待的时间是值得的，因为，在当时，他们仍然会比在主急诊部更快地接受治疗。如此导致快速医疗区从积压治疗几位患者起，开始了一天工作，使得快速医疗很难走在患者进门就诊前，所以每位患者都在等待。

• 由于患者分诊时已被分类，一些患者被不恰当地送到快速医疗区，这要求患者再被转回主急诊部，一些情况下，快速医疗的医生因为没有与主急诊部交接患者，仍然负责治疗这些患者。

• 不会是每次只有一位患者到达急诊部。通常情况下，

6 位到 15 位或者更多的患者，可能在 1 小时之内到达急诊部。有时，快速医疗通道不会有任何患者，而在其他时候，他们又“超载”了。如此，导致了医护员工的利用率不足或者利用率过高的问题，他们无法柔性地分担主急诊部的工作，只能在空闲时间，通过聊天或者阅读来打发等待的时间。

- 通常情况下，快速医疗通道（紧急护理也是如此）由助理内科医生承担治疗工作，因此，助理内科医生必须前往并等待内科医生有空闲时间时，向内科医生咨询和求教，并且签署医生的相关文件。

经验教训：在所有急诊室人满为患、过度拥挤时，快速医疗和快速通道模型是急诊部的有效应急方案。另一方面，快速医疗和快速通道也会导致医护员工的工作空闲。很多时候，快速医疗和快速通道成为住院部的等候区。

我们精益团队的目标是开发一种全新模型，消除对快速医疗或者快速通道的需求依赖，按照先入先出的顺序，将每一位患者按照快速医疗进行治疗，使得患者的就诊速度比传统快速医疗或者快速通道快很多倍。

“分诊医生”模型

在一些医院的“分诊医生”模型之中，只有需要 10 分钟或者更快速病情检查的患者才会由医生进行分诊，以便他们留在快速通道，其他患者则被送往重症监护区。“分诊医生”模型，就本质而言，是一条快速分诊通道，由 2~3 间急诊室支持，护士在此进行 10 分钟或者更短时间的病情检查，患者就可以出院了。如果医生的检查是在分诊中进行的，它可能会耽误即将到来的患者，或者迫使医院配置更多的医生，而不是必要的人手。当医生或者助理内科医生分诊时，他们通常仍在执行初步医疗方案，而无法从实施患者检查中，剥离初步医疗方案，我们称之为“患者筛查”。大多数医生在做“筛查”时都会遭遇纠结，他们想要完成患者的病情检查。在部分“分诊医生”模型中，在患者被分诊的同时，患者被予以治疗。“分诊医生”模型适用于那些收治疼痛敏锐度更低的患者的医院，但我们如何处置中、高疼痛敏锐度的问题仍然未予以解决。他们通常被送往重症监护区。这意味着分诊医生必须将患者“交接”给重症监护室的医生。大多数情况下，除非医生已经确定了与重症监护区的医生“交接”的责任，并将此“交接”授权给医生助理或注册护士，通常医生助理或注册护士必须在分诊区工作。如果医生助理正在进行分诊，每位患者的相关文件都需要医生签字，如此会放慢分诊流程。

医生在大厅里给患者看病

我们多次看到医生在大厅里诊断患者。这是因为他们的患者没有流动起来，此时急诊部人满为患、过度拥挤。医生非常贴心地护理患者，如此表明，医生在任何他们能去的场所，都可以治疗患者。但到当前为止，这是一个仍有疑问的解决方案，对患者或者医生并不公平。通过改善急诊部，我们可以消除此选项，因为可以让患者在急诊部流程中流动起来。

增加员工

有时候急诊部员工不足，这很容易获得支撑数据的支持。如果是此状况，增加员工是有意义的；然而，我们发现，仅增加员工并不是解决问题的办法，而且会掩盖急诊部所面临的真实问题。我们必须改善急诊部的流程。

筛选患者——将低疼痛敏锐度的患者转移到非现场（非急诊部）进行紧急护理

患者到达医院就诊时，一些医院对患者进行筛选，并要求患者离开急诊部，前往急救护理区。虽然这种方法可以缓解一定程度的过度拥挤，但它不是一种对患者友好的业务模型，而且在分诊护士或护理人员遗漏了较为严重的并发症的情况下，本质上讲，有一定的医疗质量风险。

初步医疗方案的问题

大多数急诊部正在试图改善他们的流程。大多数急诊部的首要出发点是改善初步医疗方案系统。在传统的初步医疗方案系统中，常备医嘱或者初步医疗方案是由分诊护士发起的。初步医疗方案由医生根据患者的主诉（CO）制定，并不一定是为满足每位患者而制定的。相反，制定患者的初步医疗方案，应该基于当时护士最佳的临床判断，基于生命体征、患者的主诉以及分诊护士的经验或直觉。

开发和使用初步医疗方案的原因有两个方面。一方面，(理论上）在医生看到患者前，就已完成初步检查并得出初步检查结果。此举是提高效率和缩短医疗交付时间的一种尝试。第二个方面，患者直到急诊流程的后面时间，才会看到医生。在大多数时候，初步医疗方案增加了进门看到医生的周期时间。

我们在初步医疗方案中发现的问题是，一次通过合格率是50%。初步医疗方案经常最终制造了“过度医疗”的浪费。当医生完成患者检查时，由于签署了额外的医嘱，后续的返工医疗会接踵而至。很多时候，一旦为患者安排了某种初步医疗方案，就很难撤销或者修改医嘱，患者就会继续执行该初步医疗方案直至完成。在现实中，这会导致患者的等待时间更加漫长，增加医疗交付时间，有时会给患者带来更多的治疗痛苦（额外的扎针之痛）、沉重的医疗成本和就诊体验的不满意。在返工医疗开始前，患者会觉得自己得到了及时医疗。因此，实际上患者体验了初步医疗方案的两个流程步骤。

鉴于急诊部过度拥挤的情况继续存在，为了使急诊部的诊断流程更加顺畅，许多医院继续转换为以初步医疗方案为重要基础的急诊部流程。

但当我们思考这个问题的时候，发起初步医疗方案的真正原因是我们不能让患者马上去看到医生。医生诊断患者通常位于价值流图（VSM）中的第六步或者第七步。因此，我们需要问一个重要问题：如果患者能够在30~45分钟或者更短的时间内看到医生，是否需要制定初步医疗方案呢？答案是一个响亮的“不”！

我们的精益团队对此解决方案提出挑战，因为初步医疗方案，实际上存在固有的效率低下的问题。每个采用初步医疗方案的医疗机构的经验是，实际上初步医疗方案产生的问题比解决的问题更多。在50%~60%的案例中，我们经历了以下一次通过合格率的问题：

- 患者被安排了错误的初步医疗方案
- 患者被安排正确的初步医疗方案，但是产生了其他问题
- 分诊护士下达了一个不必要的X射线检查指令，或者一个错误的X射线检查指令，或者没有看到正确的X射线检查图像

• 患者告诉医生的简要病情与告诉分诊护士的简要病情不同

事实上，患者现在等待的时间更加漫长，遭受更多的治疗痛苦（额外的扎针之痛），而且对医疗流程更不满意。初步医疗方案将更多的返工放在医疗附属部门，即化验室必须寻找和重新提取样本，或者放射科——在已经积压了患者 X 射线检查的背景下，必须进行额外的返工扫描。

经验教训：我们过去采取的大多数解决方案造成了我们今天所面临的问题。大多数当前的急诊部改善提案，如初步医疗方案都是针对解决问题的症状，而不是问题的根本原因。为了改善急诊部的就诊流程，我们必须改变系统并修复潜在的根本问题，即当患者进入急诊部之后，尽快看到医生。

应急部门建立精益系统的方法

我们的第一步是基于现有的急诊部流程，画出价值流图和评估基线的测量指标。我们与急诊部所有员工交流，让他们知道我们将追踪的改善流程和改善预期。我们实施了为期 5 天的精益培训。培训对象包括急诊部的所有高级领导者、急诊部精益团队，以及放射科、化验室、药房、床位管理和护理楼层的支持人员。

价值流图

精益团队利用精益原则和工具，评审和分析整个急诊部系统，以确定精益转型对流程因素和流程绩效的影响（图 1.4）。精益改善始于急诊部患者流动的价值流图，从患者来访到患者接受治疗全过程（床位或者出院），一个独立文件流程价值流和另一个患者价值流：患者从急诊部到住院部的流动，即从住院单直至患者到达住院床位（包括查看床位管理和住院床位的换型流程）。

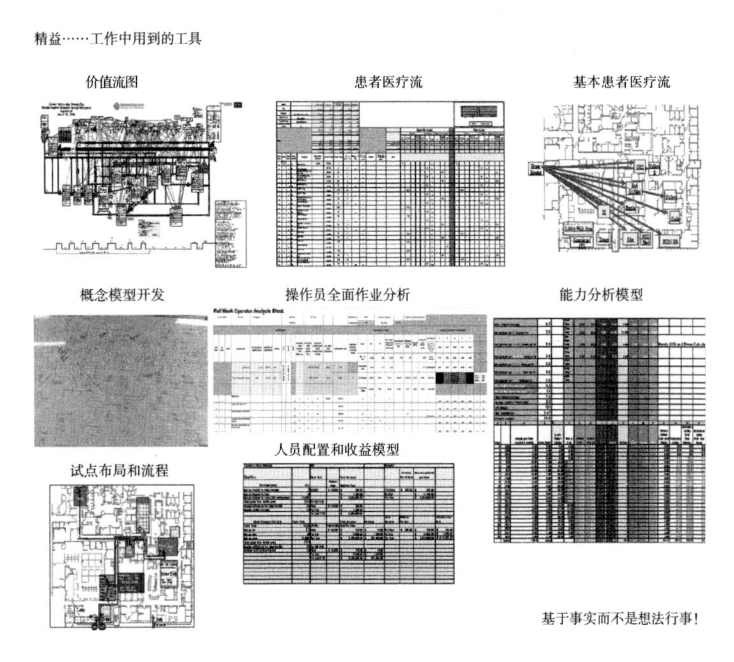

图 1.4　急诊部用到的精益工具

运用 BASICS 流程（PDSA），从收集基线测量指标和收集价值流图的数据开始，我们发现，鉴于医院所收治的平均疼痛敏锐度级别，大部分患者（60%～82%）在同一天进入急诊部和离开急诊部。美国各地医院都证实了这一点，因为大多数来访急诊部的患者都没有住院。简单地说，急诊部的主要患者是门诊患者（取决于社区类型、创伤，而不是第三级医疗机构）。分析 VSM 收集的数据后，门诊患者人群是精益改善的重点，出于如下原因：

- 大多数到达急诊部的患者仍然是门诊患者
- 门诊解决方案不必依赖住院容量的改善（释放床位），因此，有机会更快地实施改善
- 如果包括住院时间（入院），还有更多的“X”或者患者满意度的其他驱动因素
- 具有更多的改善机会，实施根本的改善，并对疼痛敏锐度产生一定的影响，但不包括“紧急的、复苏的或者同等程度”的疼痛敏锐度。通常认为，高疼痛敏锐度的患者到达急诊部时，会被“及时”治疗。

因此，除了重症监护外，要关注患者的完整疼痛敏锐度的程度。虽然预计大部分患者仍是门诊患者，但是我们认识到，鉴于对患者的评估不是“黑白分明”的，会有一部分“住院患者”受到此项改善措施的冲击影响。注意：这不会满足快速医疗或者快速通道的患者要求。

产品加工流：“患者”

将“患者”作为“产品”来分析产品加工流。我们观察了对患者增值的活动。我们追踪了当前急诊部诊断量最高的前三类患者群。满足增值标准的主要活动是接受必要的医疗，纠正已诊断的患者病情问题，初步沟通并鼓励患者，最终将诊断结果沟通给患者，以及启动包括患者疼痛管理的后续治疗方案。因此，患者接收治疗程序（如呼吸治疗）、药物治疗以及让他们内心平静被认为是一种增值工作。

急诊部的其余医疗时间由运输和等待（或者贮存）时

间组成，在某些情况下，这可能是必要的。从患者的角度，我们不认为医生检查的本身是增值的，因为基本是一个检查步骤；然而，我们确实认为医生和患者之间的最初交流是增值的，因为交流让患者更加安心，医生来了，他们会得到及时治疗，这是提高患者满意度的重要贡献因素。医生检查被定义为非增值但必要的活动。

操作员全面工作分析

接下来，对医生、护士和医护人员的工作进行视频记录，并与急诊部精益改善团队、医生和医护人员一起分析视频。精益团队惊奇地发现，医生所花费的50%或者更多的时间是浪费，而没有为患者提供增值服务。在某些情况下，护士的浪费活动更多。增值活动的定义基于三个标准（不严格地参考了名为《时间是质量的下一个维度》的视频中，对增值活动的定义)，包括：

1. 患者关注并愿意支付此活动步骤

2. 在身体上或者情感上使得患者好转

3. 第一次做正确

我们发现他们在搜寻一张患者病历档案，查看患者的检查结果，打电话找出为什么检查结果没有回来，试图确定患者具有什么保险，以便找到医生来收治患者，然后决定选择哪张患者病历档案，社交，四处闲逛。因为患者等候了很长时间，当他们最终去看医生的时候，通常都很生气。因此，一些医生觉得有必要给患者提供“物有所值”的医疗服务，他们过度开具诊断性检查，并用更多时间对患者进行初步检查。此举相当于过度加工的浪费、动作的浪费和空闲时间的浪费。过多的检查增加了患者的医疗时间，增加了医疗系统的成本，而且给护士和辅助人员创造了无用工作。也给已被支持的辅助和支持部门造成不必要的压力，如化验室、放射科（X 射线）、影像部（CT）等。

让我们看看对医生（医生或者助理内科医生、全科护士、护理师）来说，真正有价值的是什么。这些过程包括，检查和评估患者，开具医疗指令——必要的化验和 X 射线，诊断患者症状（在采用计算机化的医生指令输入和电子记录之前），检查心电图，检查盆腔、缝合线，腰椎穿刺等。

增值的交流是与患者最初的讨论，或获取患者的主诉和病史，然后与患者讨论医生的症状评估、可能的诊断和诊断的发现结果。医生做的任何事情被认为是非增值但必要的活动。因为医护人员和患者在此流程中，有如此多的浪费，所以我们得出结论，如果简化流程，消除浪费，那么医生的医疗效率会提高 1 倍，从而显著减少医疗交付时间。

假设

当查看我们的分析数据时，我们开始审视流程的全局。医生的就诊时间较晚，在流程的第 5 步到第 8 步，医生有一半的时间都用在对患者没有任何价值的活动。如果改善流程，以便患者能更快地看到医生，那我们该如何做呢？有何区别呢？

- 缩短进门到看到医生的时间
- 不需要初步医疗方案
- 住院日时间和未看到医生离开的概率减少
- 医生和员工对患者的过度医疗减少
- 患者会感觉更加愉快（当他们来急诊部“看医生”时），提高了患者满意度
- 有时，候诊室可能空无一人

问题陈述：看医生和医疗时间过长，其中等待时间过长，导致患者的负面医疗体验。如此，改善目的是提高急诊部的治疗效率、上门提供医疗的时间、每位医生每小时诊断的患者数和患者满意度。

我们首先问了几个问题：

1. 患者为什么要来急诊部呢？

2. 我们如何提高患者的医疗体验和满意度呢？

3. 我们如何让门诊患者在整个流程中流动起来，减少瓶颈和医疗时间呢？

4. 当等候住院部床位的患者占用了大部分诊室时，我们怎样才能让门诊患者离开急诊部呢？

5. 我们如何获取所有患者的登记信息呢？

6. 我们如何遵守所有临床指导标准和目标（实施 5 分钟心电图）呢？

7. 我们如何消除对初步医疗方案的需要（浪费和返工）呢？

8. 我们如何改善快速医疗或者快速通道方案呢？

9. 我们如何建立一个融合单件流的概念，但不被认为是组装线的急诊部流程呢？（不止一人认为快速医疗如装配

线一样)

10. 如果是您的公司需要盈利，您如何设计一个新系统呢？

讨论总结如下：

1. 患者来急诊部（早期由病症小组记录）看医生

2. 在理想的情况下，医生在患者进入急症室后，进行检查；然而，这是很难做到的，因为它需要更多的可用的医生，而且有一些步骤需要在医疗提供者看到患者之前实施，例如预先挂号

3. 如果患者住在一个很少或者根本没有外界交流的病房里，而且在很多情况下没有窗户，他们就无法移动或体验医疗流程的进度

4. 初步医疗方案，实际上是一个过往的应急解决方案，因为它不完整地评估患者，患者不会马上看到医生

5. 快速医疗和快速通道能够让低疼痛敏锐度的患者快速通过，但是让其他更加紧急的患者依赖于诊室容量。当五六个诊室都过度拥挤的时候，这些快速通道经常提供支持。如此会降低患者的整体满意度，因为不紧急的患者会继续看到在他们之后到达、在他们之前离开的患者。我们的目标应该是让所有患者尽快流动

6. 大多数患者不住院（62%~80%），并在同一天离开急诊部

7. 医生的日程安排应该由每小时的需求驱动，而不是由“床位容量”驱动

8. 我们需要一个“跳出盒子、打破常规思维”的解决方案，甚至最终“保留患者在急诊部”，完成医疗和康复。

开启一项全新业务，如果没有正如当前大多数医疗机构内行之有效的远大宏图，如果我们组建一个全新的急诊部，我们应该利用现存的哪种模型呢？这样的思考促成了

我们关注典型的家庭医生或者内科医生办公室如何运营，以及运用哪些概念的讨论。当您想到办公室医生时，他们创造的收益，是为了维持运营业务，用最有效的方式提供的医疗服务。时间在本质上就是金钱。如果医生办公室的效率低下，或者患者不满意，时间被浪费，会直接影响他们的谋生能力和经营业绩。

考虑学习家庭医生办公室流程模型

患者来了，登记，在大多数医生办公室，分摊费用或者支付在登记处预先予以受理。护士把患者带回秤前称重。然后，护士把患者放在检查室，在那里他/她检查患者的生命体征，接受主诉，并把患者病历档案放在房间外的支架上（为护士完成患者任务的视觉提示）。在一些办公室里，每个房间外面都有一个视觉提示旗帜，用来指示患者的状况；不同颜色的旗帜向医生传达准备就绪的状态。

医生通常有 3~4 间急诊室，除非紧急情况，否则都是先入先出的轮换诊断。诊室的数量不是基于客户节拍或者周期时间，但总体来说，诊室的数量反映了医生看到患者的时间，医生可以高效地穿梭于各间急诊室之间，及时诊断患者，而不需要诊断尚未准备好的患者。

在患者就诊期间，医生对患者进行诊断，并且在患者病历档案上（手写或者电脑上）做笔记，然后给患者开具处方，或者决定是否需要额外的化验室检查、放射科 X 射线检查，以完成诊断。如果需要化验室检查，医生会把患者送到化验室（在一个单独的房间，或者根据相关保险规定，送到必须开车才能抵达的门诊中心；放射科 X 射线检查同样如此）。由于患者被转移到化验室，下一例患者被请入急诊室，以保持患者流动。然后，第一例患者带着医疗处理文件（患者的病历档案附于后面或者是电子版），被指引或护送到收款台，办公室工作人员负责处理转诊或者其他需要的任务，至此完成急诊部就诊。

急诊室和化验室彼此邻接，大多数办公室有一个医生的办公桌，医生在此做笔记和打电话。通过这种方式，医生既可以方便地拿到所需的物品，又可以高效地穿梭于各间急诊室之间，及时诊断患者，而不必横穿办公室，“类似于厨房三角形”，运用和保持动作经济性原则。所有去过医生办公室的人都知道，这里的一些流程有一定的改善空间，然而，此医生办公室系统基础是健全的。如果患者等待了很长时间，通常是因为办公室的日程安排不当，或者有几个紧急情况不得不“临时挤进去”。

由于我们发现大多数抵达急诊部的患者并非是急诊治疗的患者群，因此，我们决定将医生办公室流程概念应用于急诊部流程，如此，为建立非急诊患者就诊的全新模型，提供了一个坚实的基础。然后我们开发了这个全新的急诊部模型，因为急诊部和医生办公室还是有所不同的。

全新的急诊部模型

精益医疗通道模型（图 1.5），并不直接帮助那些被确定是苏醒或者紧急的高疼痛敏锐度患者。大多数医院仍然践行“把一切都带给患者”的传统模型；然而，全新的急

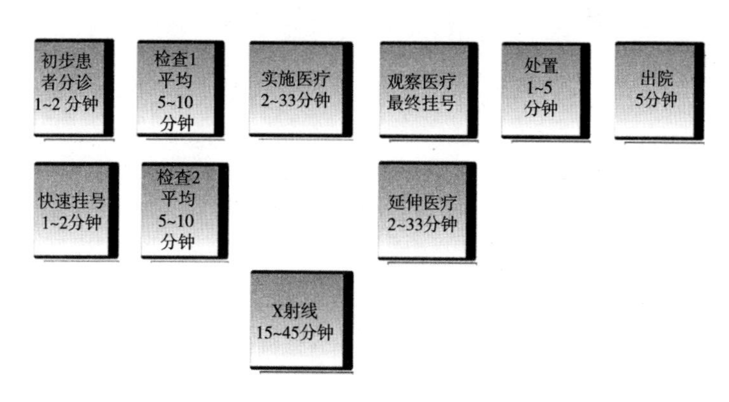

图 1.5　急诊部精益医疗通道

诊部模型间接地帮助了医生，因为通过消除患者就诊期间不需要的床位/房间和缩短总体医疗交付时间，急诊部有了更强的医疗能力。此流程促使医护人员能够专注处理那些需要更直接、更紧急医疗的患者，而不是将医护人员与病情轻微的患者捆绑在一起。我们已经探索和启动运用精益原则，以改善医疗高疼痛敏锐度患者区域的流程。

精益团队质疑了医生面临的“急诊室可用性”当前流行的思维范例。然后我们问了一个问题，“为什么患者会来到急诊部？”他们的回答是“接受医生治疗”。此回答成为我们制定价值流未来状态图的坚实驱动力。我们怎样才能让患者更快地看到医生，而不依赖于急诊部的“床位”容量呢？我们最初目标是患者在30分钟或者更短的时间内看到医生。

鉴于快速医疗是精益思想的本质，我们决定对快速医疗流程进行一番研究，启动探索解决方案。我们再往前走一步，询问我们如何建立一个流程，让每位患者都被当作

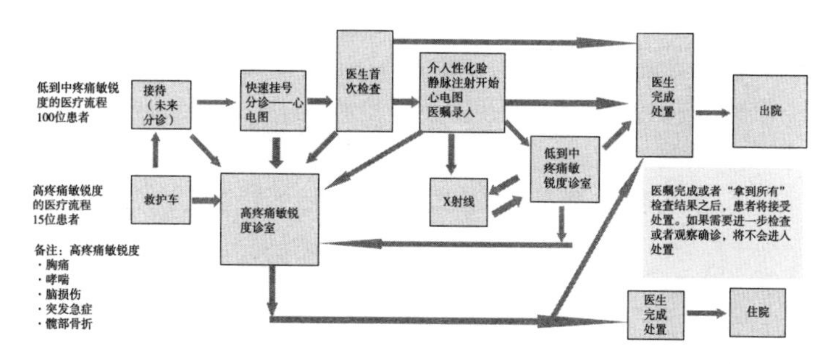

图 1.6 急诊部精益医疗通道流程模型

快速医疗患者，从而实施快速医疗，我们认识到“分类”患者所存在的固有低效率，况且，其对其他患者十分不公平，容易导致患者从进门到看到医生的时间产生巨大波动。尽管有迹象表明大多数带有急症症状的患者会推动急诊部医生依序诊断，但这并不能真正帮助一直在候诊室苦等的患者，因为他们看着无数的患者被分诊和治疗时，他们却仍然在等待中。

目标

通过我们的精益改善项目，我们开始创建一个全新的急诊部模型，目标如下：

1. 尽快安排患者看到医生。毕竟，患者最大的希望就是尽快看到医生（并且被告知他们不会死，一切都会好起来，或者接受疼痛控制）

2. 最大化医生、护士与患者互动的时间，同时保持对患者医疗护理的连续性

3. 提高患者的整体满意度

4. 缩短医疗时间

5. 降低“患者流失率”（LWSD）、减少患者未被诊断就离开医院（LWBS）的情况

我们的项目章程规定，我们与同一天进出医院的患者一起工作，追踪他们的就诊流程。我们的目标是在急诊部建立“医生办公室”的全新模型。

我们建立了一个急诊部的全新模型，患者进入急诊部，同步进行初步分诊和预先挂号（注意：鉴于相关法规规定，随后收取保险信息及支付医疗费用）。如果时间允许，我们会记录患者的生命体征，然后把患者送到检查室（不是急诊部诊室）。我们发现大多数医生只是需要患者的测量体重。医生有2~3间诊室用于诊断患者，这取决于最新的急诊部流量、急诊部面积大小和容积。医生检查患者，准备一个定制的医疗方案，并且在下一例患者就诊前，写完医嘱。转到下一例患者之前，医生必须完成所有的临床文件（医疗方案）。医生检查后，患者被转移到化验室，在那里抽取血样，给药，输入医嘱指令。我们称之为“实施医疗”。这些医嘱被输入计算机系统，同时护士负责启动实施医生撰写的医嘱，护士开始治疗患者。如果需要，药物被取回，并给患者服用。我们将此流程称为“精益医疗通道”的“单例患者流”（运用精益单件流的概念）。医生检查之后，开始给患者实施护理评估，这让人对是否真正需要护理评估产生疑问。许多护士坚持需要护理评估，但是我们没有看到支持护理评估的客观证据，除了医院政策要求完整地实施护理评估。然后，如果有必要，会安排患者进行X射线检查，或者在观察护理区，等待X射线检查结果。观察护理区是一个全新的区域，为患者家属配备了躺椅、电视和自动售货机。观察护理区有一间诊室，对患者进行重新评估或给予药物治疗。我们第一次实施精益医疗通道时，必须获得国家机构和医疗护理组织认证联合委员会（JACHO）对新区域的批准。然后护士对患者的检查结果进行重新评估、监测和检查。一旦检查结果完成（“全部返回”）并准备好进行复查，护士就会打电话给流动技术员或者负责转移患者的护士，请他们将患者和患者的病历档案带回至2~3间中的一间急诊室。医生诊断患者，并且复查X射线检查结果、治疗行动、医疗方案。当医生处置患者之后，护士进入同一间诊室，为患者办理出院或者完成患者入院手续。然后，护士陪送患者出院，患者到挂号服务台核实付款情况，或者患者入院，等待住院床位。当前，大多数挂号流程和财务信息是在患者等待观察护理期间并行完成的。

我们创建的几个模型之中的另一个全新领域，我们称之为扩展护理，其设计为治疗1小时或者更短的观察护理。三四间诊室配备一名护士。我们使用这些诊室作为缝合或者夹板治疗的医疗场所，由医生或者医护人员来实施，取决于医院的体制。每间急诊室都设置到位了，能够轻松实施骨盆检查。急诊室由流动技术员或流动护士负责。如果我们使用流动护士，她/他也可以协助出院流程。流动技术员或者护士的工作是确保患者时刻准备好，并且在医生检查前脱下衣服。一般情况下，患者按先入先出的顺序进入精益医疗通道，有时也取决于同时就诊的患者人数。在某些情况下，对于疼痛敏锐度高的患者，会优先实施下一步治疗（取决于安全性和医生的判断）（图1.7）。

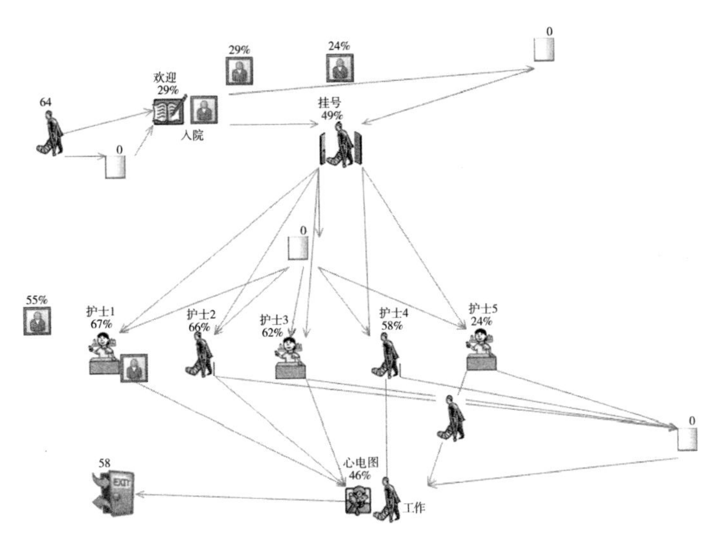

图 1.7　急诊部 SIMUL8 系统仿真

从 2004 年初开始，精益医疗通道模型已在多家医院得到应用。实现精益医疗通道模型需要时间。通常，培训、教育和指导医护人员，用以启动第一期精益医疗通道，这些需要 12～14 周的时间。我们制定了标准作业，并且开始实施标准作业，同时我们发现，给医生实施大约 4 个小时的培训，是独立试点推广精益医疗通道的最佳方式。用时 4～5 个小时，用以现场辅导医生如何实施精益医疗通道，这是最佳的试点推广实践。其中，医生用时 1~2 个小时来“清理”或者完成他们的患者治疗。精益顾问的角色是辅导教练（实施精益医疗通道的教练）。

讨论

这个全新的“精益医疗通道”模型是基于建立一个流程，用以提高患者和医生的增值步骤，同时最小化等待和浪费（表 1.2）。如此，需要为急诊部创建一个崭新的患者医疗流程模型。其重点聚焦在并行流程而非串行流程，并将医生检查移到尽可能靠近医疗流程的前端位置。“精益医疗通道”模型为医生及时看到患者提供了机会，提供了私人定制的患者医疗方案（从而减少使用初步医疗方案）。当我们第一次实施“精益医疗通道”模型时，医生们无法相信我们提高了他们的医疗效率；患者也感觉更加愉快，他们不再被过度医疗。

表 1.2 急诊部单例患者流

单例患者流模型
• 并行的医疗流程 • 医生在价值流的第三步诊断患者 • 不依赖床位的可用性 • 医生推动“为患者定制”的医疗方案 • 先进先出（视情况而定） • 医生的诊断效率为 3~4 名患者/小时 • 根据患者实际需求安排医护员工 由于他/她的医疗流程的进度是经过评估的，患者可以移动，可能由不同的护士护理

此外，精益医疗通道模型致力于带大家去看医生，让医生在“厨房三角形”里触手可得他或者她的所需物品，消除了医生“步行”的浪费，避免医生的分心，让医生集中精力对患者实施评估、治疗和处置。患者在整个急诊部流程中各个环节的就诊体验，对患者的感知，是十分重要的；提供患者能够感知急诊部流程中的进度，就根本而言，将会推动急诊部服务区域内的患者满意度提升。

我们已经建立了统计学模型，能够可靠地预测每个小时的大厅容量，基于医疗交付时间所需要的急诊室房间数量，护理人员和医生的人员配置模型，以及需要多少条精益医疗通道和何时予以实施。

我们还为医生和医院开发了收益模型。虽然这个收益模型在技术上还处于起步阶段，但我们已经看到了一些医院运用收益模型后，取得的不菲收益成果。单例患者流模型推动医生针对每例患者实施“定制化医疗”。在全新的精益医疗通道模型中，在急诊部流程中，消除初步医疗方案的需求。如此，患者在候诊大厅等待的时间大幅减少甚至为零。

大多数医院现在已经认识到：急诊部是医院的门面工程。急诊部医生办公室的概念是一个传统的概念，但医生办公室流程模型具有非传统的解决方案，它取得了让患者满意的成果，使得我们的医护人员能够有更多的时间与患者沟通、陪伴，为患者提供更好的医疗服务。

急诊部临床路径/循证医学

急诊部全新流程模型的解决方案，必须确保不会对医院关键临床路径的流程改善，产生负面影响或者阻碍，例如：

- 识别心脏病发作、立即激活医疗方案的代码（CODESTEMI）
- 中风干预
- 社区获得性肺炎（CAP）
- 进门到心电图检查
- 其他

我们发现，在大多数情况下，这些测量指标都有所改善或者保持不变。

医生工作安排

从传统急诊部模型转型至单例患者流模型时，所遇到的众多挑战之一是医生和医护人员如何安排工作时间。在大多数情况下，出于各种各样的原因，通常，医生的工作时间与每小时到达急诊部患者的需求不匹配。规模较大的医院，医生往往根据预计可用的急诊室房间数量而非根据每小时到达患者的真实需求，来安排工作时间。如此安排工作时间对于传统急诊部模型是有意义的，因为在急诊部的瓶颈时间段期间，医生没有诊断患者的产出。此外，医生安排工作时间时，还需要兼顾考虑到“工作与生活平衡”或者大多数医院采用的传统轮班，因为这是大多数人已经习惯的安排工作时间的方式，例如上午 7 点到下午 7 点，或者上午 11 点至晚上 11 点，建立这样的安排工作时间的方式，或许基于医院自身能够感知到的“繁忙的时间段”。

然而，在这个全新的精益医疗通道模型中，医生安排工作时间必须与到达医院患者的实际需求相互匹配。二者的相互匹配似乎是一个常识，但是，通常不是急诊部的实际做法。患者流失（LWSD）与患者从进门到看到医生的时间相关。如果患者的就诊需求是从上午 8 点开始，额外的医生上午9点才开始投入工作，刚刚到达急诊部的医生从上午9点开始，已经积压了一天的诊断工作。开始分类患者，然后医护人员会对高疼痛敏锐度的患者予以优先诊断（未遵循先入先出的原则），然后医护人员再次循规蹈矩，回到原来的工作模式。如果没有足够的医生应对患者就诊，患者便会离开急诊部，如此，给医院和医生带来了额外的风险。为了给全新精益医疗通道模型进行人员配置，医疗机构需要确实地理解患者是如何按照小时到达急诊部，以及就诊流程中的每个步骤需要多长时间。我们使用需求模型，帮助管理层评估每小时患者就诊需求、患者就诊需求的增长和人员配置需求的影响。如此，急诊部能够调整精益医疗通道的打开和关闭，匹配患者就诊需求，维持我们的测量指标的目标值——患者从进门到看到医生的时间少于30~45分钟。此外，急诊部的需求模型促使医生、护士、辅助部门适时地调整人员配置，以满足患者的就诊需求。同样，需求模型也能够运用于医疗机构的放射科、化验室和外科手术区域。我们发现，在许多情况下，医疗机构不了解每小时和每天（一周中的某一天）的患者就诊需求，最终不得不根据患者或客户的需求，对医护员工进行普查。随着医疗资源变成越来越稀缺和昂贵的商品，了解患者就诊需求且能够提供服务（通过人员配置来予以支持），是至关重要的。

其他范例的挑战

- 患者满意度

我们发现患者满意度的主要驱动因素包括：

1. 能够快速地看到医生

2. 在整个医疗流程之中，医护人员与患者进行持续的和积极的沟通

3. 留意患者的需要。大多数患者乐于经历一段“有效”的就诊体验

4. 医生与患者的交流互动，不仅在诊断中，还在与患

者交流处置方案中

99%的患者真的只想知道他们的病情并无大碍，自己已经进入了一家提供正确医疗方案的医院，接受治疗。大多数患者都希望从他们主诉中得以解脱，并且尽可能快地进入急诊部和从急诊部出院。

- 患者不介意被转移

我们发现，通过对患者的实时调查，大多数急诊部患者并不介意在治疗过程中被转移，相反，他们认为被转移体现了治疗过程中的积极进度。此外，在传统急诊部模型中，大多数患者不喜欢静坐在候诊室中等待数个小时。然而，当患者最后终于在急诊室看到医生时，医生只是驻足、诊断区区的5分钟左右，然后，在某些情况下，医生在数小时之内不会返回急诊室，有的时候，患者将永远不会再次看到这位医生了。

- 在整个急诊部医疗过程中，患者希望由同一名护士予以治疗和护理。我们没有发现任何证据，在整个医疗过程中，不同护士的治疗和护理，会使患者感到沮丧或者抱怨。患者只是希望被细心照看，而且在整个医疗过程中，能感觉到有人正在关注和满足他们的需要。

抗拒

最初，全新精益医疗通道模型遭遇到了巨大的实施阻力。急诊部中的大多数员工认为，这个问题不是他们系统的问题，应该责备某人或者某事。我们通常会听到这些："我们看不到任何地方需要改善，2~3 小时的等待是非常正常的！"我们急诊部系统运行良好，住院患者滞留是问题所在。化验室或者放射科需要很长的时间交付检查结果报告。急诊部医生认为只有建造更多的急诊室房间和/或解决住院患者滞留的问题，才能解决问题。如此，导致每个人都在抱怨问题，但是没有解决这些问题。即使在实施精益医疗通道模型之后，也有员工打电话给州监管机构，要求审查我们的流程。**对精益医疗通道模型流程的每次审查，都通过了。**

全新的精益医疗通道模型必须真正地转变工作模式，以推动医疗组织适应和采纳。需要临床区域的医护人员、管理人员和医生真正理解他们价值流图的“当前状态”，具有迫切改变的需求，高级管理者的支持和参与，并消除障碍，以便为彻底的文化变革铺平道路。鉴于内外部的许多变化将影响医生如何向患者提供医疗，因此，急诊部医生的领导力和医生的参与度至关重要。急诊部医生是急诊部临床流程的关键相关方。他们的输入和认可能够决定精益实施的成功或失败。

经验教训：我们最为成功的精益改善团队，包括一名急诊部医生和一名护理主任，他们全职参与到我们的精益改善项目中。最重要的是请医生编写标准作业，指导他/她的同事如何在精益医疗通道环境中有效地医疗患者，一言以蔽之，急诊部医生的领导力和医生的参与度，决定精益实施的成功。

实现精益医疗通道模型，意味着我们需要改变医生的工作时间安排和医生小组内的可能的补偿模式，这取决于医生小组内当前如何分配收益。医护人员需要完全地投入到精益改善活动之中，他们也会产生抗拒的心理，因为精益会影响医护人员对他们目前医疗患者的看法。

通过消除浪费的改善活动，运用精益工具（VSM、产品加工流、操作员全面作业分析、标准作业、理解周期时间、客户节拍时间和人员配置），这段精益之旅和收获的改善成果将会富有启发性和令人满意。

实施对系统的影响

上文所述的精益医疗通道模型，关注于急诊部之内能够实施的“局部”改善；然而，急诊部绝非在局部环境中提供医疗服务。从急诊部开始，改善对与急诊部交互或者急诊部依赖的每一个辅助或者支持服务部门，都会产生一定的影响，这些辅助部门包括放射科、化验室、运输、药房、住院部病房、外科、患者病历档案等。其中，许多变量或者“X”影响“Y”，识别这些 Y 作为改善的目的和目标，例如急诊部进门到看到医生的时间、急诊部医疗交付时间和急诊部患者满意度。精益思想需要系统思考，因为所有流程之间都是相互关联的。例如，急诊部医疗交付时间直接受到许多支持服务部门的影响。急诊部医疗交付时间依赖于放射科、化验室、药房和运输等支持服务部门，对急诊部患者要求的及时响应速度。在实施单例患者流模型和实时更新医嘱系统的时候，放射科和化验室的服务需求可能会按小时变化。如果放射科和化验室不能做出及时的响应，将会对“改善”急诊部医疗交付时间的能力和患者满意度，产生消极的影响。通过改变系统的本质，依据所概述的改善目标，我们必须审查和修正组织内影响改善能力的所有构成因素。这是系统思考原则的切入点。简单地说，系统类型的变革会波及、影响到组织内的每个流程，因为所有流程之间都是相互关联的。因此，当着手实施精益改善之时，医疗组织必须认识到“局部”改善的局限性，而且应该采用系统的策略来实施后续相互关联的精益改善活动，以达到最佳的改善成果（图 1.8）。

救护车患者

救护车患者和其他就诊患者一样，被分诊。如果患者可以步行，那么按照先入先出的顺序，他们被安排在急诊

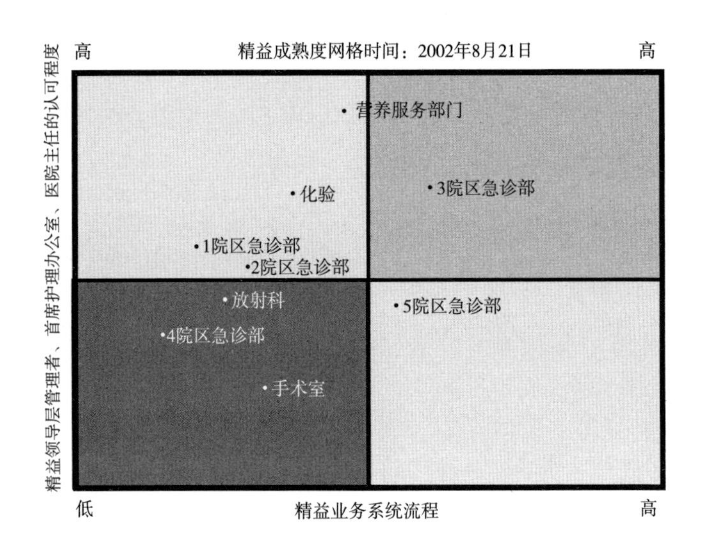

图 1.8　急诊部精益成熟度网格。这个网格基于“领导层认可程度”和他们的精益流程两方面，标出了精益的实施情况。目标是到达右上角。实施情况在左下角意味着难以维持下去

部精益医疗通道。在一些急诊部模型中，躺在床板上的患者将会被直接转移到开放的急诊部检查室。

分诊分类标准

对于精益医疗通道模型而言，将正确的患者送进急诊部精益医疗通道，这是至关重要的。如果患者病情十分严

重，最终医生会被拉出精益医疗通道，同时，精益医疗通道会关闭。在无法为精益医疗通道配置人员或者无法正常运转精益医疗通道、患者等待时间花费 60~90 分钟或者更长的情况下，那么我们将恢复到初步医疗方案。对此，护理主任做出判断。我们遇到的一个问题是，如果重症监护室忙得不可开交，甚至堵塞，护士会把患者送到精益医疗通道，因为那是护士唯一可以看到患者的地方。

成果

多年来，在我们所实施的许多急诊部试点项目中，我们达成了从进门到看到医生的平均急诊部医疗交付时间为 22 分钟。一些医院从进门到看到医生的全年平均急诊部医疗交付时间为 30~45 分钟或者更短。在每种情况下，患者大厅等待时间缩短了 50%以上，甚至在某些情况下，患者大厅等待时间几乎为零，经历数年改善后，患者流失率（LWSD）下降到小于 1%。此外，在精益医疗通道中，医生的工作速度从每小时诊断 2.4 例患者（非常缓慢）提升到每小时诊断 6 例或者 6 例以上患者（较低疼痛敏锐度），然而，医生平均每小时诊断 2.8 例到 3.5 例患者。在每种情况下，针对医生每小时诊断患者人数，我们提升了 30%~50%。传统急诊部模型的 50%或者更多的时间被识别为浪费时，提升医生的诊断效率，是具有深远意义的。当医护人员实施小缝合、夹板等治疗和护理时，我们的医生平均每小时诊断 3~4 例患者，包括患者处置、治疗和其他护理等。此外，我们得到医生小组的改善提案，其中阐述了医生在更短的工作时间（班次）内，可能获得相同收益的具体方案，这些对医生而言，是增值的建议。

现在医生制定“初步医疗方案”，我们第一次就将“初步医疗方案”做正确。与分诊模型中的医生分诊不同之处，在于这些患者是通过精益医疗通道，被予以治疗和护理，没有患者被转移回重症监护区。如果医生准备就绪，我们将跳过分诊模型中检查患者生命体征的步骤。在一家医疗疼痛敏锐度低的医院的急诊部，我们看到患者完成了整个医疗流程，花费不到 45 分钟。

医生受益于精益医疗通道模型

- 提升每小时诊断患者人数（通常是两倍）
- 医生被分配到彼此邻接的急诊室房间。医生不需要步行穿过急诊部，从急诊部 1 号床位到急诊部 15 号床位，可能路过急诊部，医生依序诊断，在每例患者之间被医护人员叫住并停留 2~3 次
- 一切都交给医生，包括患者的重新评估
- 所需要的药物、用品、器材，在需要的时候和在需要的地方，医生都能够拿到。不再寻找患者病历档案和供应品
- 当诊断患者时，完成患者所有的临床文件
- 医生不再实施“批量记录”或者批量医疗患者
- 患者进门到看到医生的真实诊断时间

● 当患者看到医生时，他们会更加开心。鉴于过往患者等待时间太久，衍生出来的过度医疗患者，已经一去不复返了

● 医生带着成就感下班，而不是满怀沮丧（一位医生说：“我觉得我可以再次成为一名医生。”）

患者受益于精益医疗通道模型

● 患者更快地发现自己安然无恙，并被告知他们来急诊部是正确的决定

● 患者看到医生的时候更加开心

● 患者等待的时间变短

● 患者花费在急诊部的总体时间变短

● 患者在整个急诊部就诊过程中，可以持续地感知医疗进度

● 减少了过度医疗，由于取消了初步医疗方案，减少了更多的治疗痛苦

● 实时处理医嘱——医嘱被医生先入先出地转录之后，立即由医护人员安排实施

医院受益于精益医疗通道模型

● 一些患者通过此全新精益医疗通道模型，入院治疗

● 医护员工越开心，患者越开心

● 缩短了急诊部医疗交付时间和患者进门到看到医生的时间

● 提升获取挂号收费的百分比（如果布局正确，挂号收费率是 100%）

● 通常伴随着口碑相传，患者的急诊部访问量会得到提升

● 减少用于增加床位的新基建需求

● 使用更少的供应品（您不可能在 45~60 分钟内消耗可以维持 4~10 小时的供应品）

● 无不良临床质量或者安全事故的影响

- 减少患者流失
- 在过往的高峰需求时段，急诊部候诊室的患者人数减少或者减少至零

第二章

住院部

传统住院部的运营

伴随着医院经营规模的发展，医院采用传统运营住院部的方法。当需要更多的床位护理患者时，那些新床位被追加到全新的住院部病房，并被划分为可管理的住院部区域。基于传统，这些住院部包含由数个治疗室环绕的一个中央护理站。如此，在医疗组织中创建了具有不同需求和绩效期望独立运营的住院部和孤岛区域，尽管它们服务患者的目标是相同的。

虽然这些住院部独立运营，但它们依赖于医院提供的整体配套服务，以满足患者的护理需求。化验室、放射科、住院医生、物理治疗、护理协调和社会工作等服务部门，必须在整个医院范围内扩大运营能力和规模，才能满足置身于每个孤岛舱室布局之内的患者的需求。

遇到的典型问题

住院部遇到的问题包括：

1. 护理患者的连续性：患者典型的住院期间内涉及来自医院内部许多相关部门所提供的服务。非计划性住院患者的入院往往从急诊部就诊开始，然后患者从急诊部被转移到一张遥测级病床，随后，患者从遥测级病床转移到一张普通病床；最后，患者康复、出院。这些区域通常具有独立的层级管理结构。患者体验涉及这些区域的许多交接。在住院部，1 例患者出院或者转院，以便下 1 例患者可以入院。同样，这些住院部也有独立的绩效管理的测量指标及其绩效管理目标。

2. 增加了服务部门之间沟通的复杂度：患者在住院部

病房之间的转移增加了服务部门及其员工之间沟通的复杂度。许多大型医疗机构设置一个专门部门，其负责协调和管理服务部门之间的沟通，和在住院部病房之间安排患者的床位（通常称为床位管理或者床位控制）。这个床位管理部门充当“第三方”协调部门，床位管理部门要求住院部病房的员工与其进行沟通，随后，“第三方”协调部门再将沟通结果解释给下一个住院部病房。正如名噪一时的“电话”游戏制造混乱的信息一样，如此额外的沟通往往造成信息被错误解释或者信息被遗漏。此外，当患者在整个临床医疗机构内移动，进入他人控制权限的时候，护理协调、药房、运输和放射科等服务部门会传递患者的相关信息。如此，通常会导致更多的信息被错误地解释。

3. 从患者的所处方位，增加人员的往返步行：随着患者从一个住院部病房转移到另一个住院部病房，护理人员也会进行相应的转移。为了护理患者，医生必须奔波于医院各处去看望患者。往返步行似乎是一个小问题，但是医生穿梭于7个不同的住院部，看望20例患者，他或她每天花在步行上的时间至少是105分钟。护理协调员、社会工作者和许多来自其他部门的护理人员，穿梭于各个住院部，他们的往返步行同样较多，存在大量的浪费。

4. 当患者需要时，获得及时护理服务的机会有限：基于患者的当前症状，向患者及时地提供护理服务，往往是非常随机的。如果患者病情恶化，联系医生，安排化验，并且进行X射线检查。对于这些安排，需要多次沟通，会造成延误，如果医护人员随时可用，或者沟通技巧得以改进，就可以避免这些沟通和延误。

5. 延长患者的住院时间：美国各州的医院都密切关注患者的住院时间。医疗保险公司和部分保险支付者，以患者疾病的预期住院时间为依据，支付住院患者的费用。换句话说，费用是根据医生诊断而确定的，而不是根据患者的实际住院时间确定的。其他的保险支付者则按每日费率或者费率的百分比支付。

X 医院查看了整体住院时间，然后将整体住院时间按照住院部进行拆分，找到住院时间超出预期的某个住院部。精益六西格玛改善项目团队选定了一个试点住院部，该住院部平均住院时间为 5.84 天，精益改善后预期的平均住院时间为 4.19 天。

运用精益 BASICS 和六西格玛工具——测量基线指标

价值流图

价值流图（VSM）是一个重要的精益工具，针对任何进行精益转型的流程，我们确定价值流的当前状态。此精益工具识别完成患者护理流程中的步骤、沟通、延误、质量、增值和非增值的时间。

住院医生价值流图

针对向患者提供护理的特定组或者服务，我们可以绘制价值流。X 医院选择关注为医院患者提供护理的医生服务价值流。其中包括患者入院、患者出院和每日查房。

我们将医生服务价值流分解之后，揭示了许多精益改善机会。一组住院医生负责收治住院患者。另一组住院医生负责每日查房和患者出院。这样的工作职责划分造成了对患者护理的严重延误，而且可能大大延长患者的住院时间。住院医生组由不到 3 名医生组成，每天收治大约 35～40 例患者。由于每天每个小时收治住院患者的人数分布不均，按照批量办理住院，住院医生工作时间的分配不均衡，导致患者平均等待时间超过 3.5 小时，才能看到住院医生。更加复杂的是，住院第一天，患者被分配给住院医生，直到第二天早上，患者才会被分配到查房医生小组。由于许多患者正在等待住院医生确认住院手续，已经住院的患者几乎没有得到任何持续的护理。即使在同一组中，一组医生向另一组医生“交接”临床信息，也会产生重大的护理问题。此外，患者等待看到住院医生可能带来显著的护理质量风险和住院时间延长的问题。对大多数患者而言，越早得到治疗，治疗效果越好，住院时间会越短。

住院患者价值流图

我们绘制了一张住院患者价值流图，重点关注患者在医院的住院流程和住院体验。住院患者价值流图分析和揭示了许多减少运输、转移和改善各部门之间沟通的机会。

所有服务和护理小组的医护员工都希望为患者提供最好的护理；然而，他们受到系统复杂性的限制。例如，简单了解患者的情况和需要，需要与几个不同的护理小组进行沟通。护理人员没有标准的操作程序，在不同的住院部，护理方法是不一致的。

护理协调价值流图（包括病历管理）

另一个以服务为重点的价值流图，是为护理协调和社会工作部门绘制的。价值流图分析发现，那些提供社会工作和护理协调服务的护理小组受限于他们所能看到的患者数量和他们护理工作所需要的信息。从这个服务小组到其他护理人员的沟通非常有限。护理协调在一个信息系统上独立工作以记录护理，而其他护理（护士）人员记录在另一个信息系统上。医生和护理协调员之间的这种沟通方法，导致了数小时和数天的严重延误。护士通常不了解护理协调为患者所做的服务。

急诊部价值流图

在X医院，我们绘制了一张急诊部价值流图。这个价值流图用于追踪患者治疗和住院、出院的完整流程。急诊部与住院服务具有很大部分的重叠。等待住院床位的患者在急诊部医护员工治疗额外患者的能力方面，制造了巨大的瓶颈。由于对放射科和化验室等服务的需求很大，这些住院服务区域的延误对急诊部造成了重大的影响。所有这些延误在整个急诊部创建了额外的流程，多年以来，这些流程作为“补丁”而被创建，以适应定期涌入急诊部的患者。

住院部流程改善项目

在评估了涉及住院病患入院的每个主要价值流之后，我们建议密切关注一个住院部，作为试点，以确定浪费、改善机会，并创建一个流程，可以解决通过价值流图确定的许多问题。护理人员、医生、护理协调员、家政人员、单位秘书和运输人员都是最初精益团队的成员。

其他服务小组，如家庭健康、床位管理和药房都是根据需要，参加精益改善项目的。

发现

改善团队发现，不同的护理人员对患者整体护理普遍缺乏知识。每个组都不知道其他组正在为患者所做的护理工作。由于护理人员通常不知道患者的治疗计划，所以很少与患者沟通这些信息。由于需要通过多个系统进行沟通，护理人员之间的沟通被延误。关于患者护理的实时知识信息和计划，几乎不存在。医生与医院团队针对护理计划的沟通，也是一个重大挑战。

分析

在住院部的改善规划项目中，我们运用了精益六西格玛工具。通过观察试点住院部护理患者，我们完成了一个产品加工流（PPF）的分析。其中识别出多个交接、沟通不畅和延误，这些浪费给患者造成巨大困扰。

我们对护理护士、医生、部门秘书、运输员工、保洁员工、社会工作（志愿服务者）和护理协调进行了操作员全面作业分析。这些角色的增值活动很少达到15%以上。这些护理小组员工的步行时间占他们日常活动时间的45%以上。在一个案例中，一名保洁员工打扫一个房间的过程中，步行距离相当于大约7个足球场的长度（图2.1）。

尽管医生尝试通过在前往下一个病房之前，检查他们病房内的全部患者，以尽量减少步行，但是他们的患者通常位于5~7间病房。如此，医生们一天工作中18%的时

保洁员工打扫房间的意大利面图

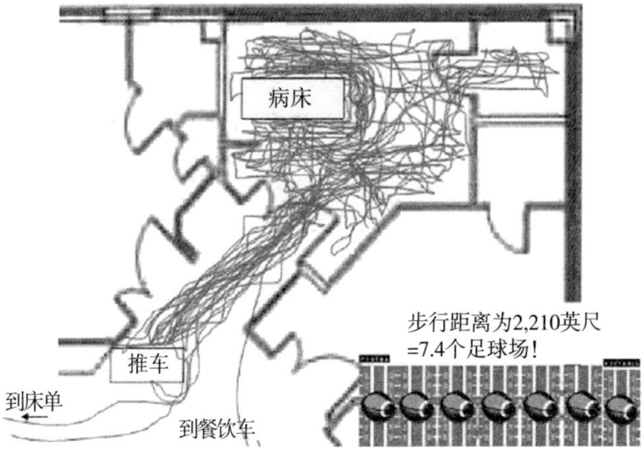

病床

推车

到床单

到餐饮车

步行距离为2,210英尺
=7.4个足球场！

图 2.1　保洁员工的意大利面图

间，是从一间病房步行到另一间病房。同样地，护士必须往返于住院部的中心地区，以便为患者取得补给用品、患者病历档案信息以及患者的药物。

建议的解决方案

通过精益六西格玛的工具来理解当前的住院部流程，对于确定实施精益改善至关重要。当改善团队理解了现状流程，并且能够使用一种新的分析方法分解这些流程步骤，他们就可以进入头脑风暴模式，提出解决方案。此时的问题似乎是不言而喻的，但是改善团队通过了一个优先级排序流程，将需要解决的最重要的问题进行了排序。确定的一些关键流程问题是：医护人员之间缺乏沟通、延长了住院时间、工作负荷不平衡，以及实施每项工作时增加了步行距离。精益改善团队对其他医院进行了对标分析，研究了 X 医院可能采用的解决方案。改善团队头脑风暴的努力为未来状态的价值流图指明了方向。未来状态的价值流图能够可视化一个理想模型，并且消除阻碍他们实现目标的障碍。确定、推荐和批准的解决方案，是创建一个住院部模型。

实施——住院部模型（依据地理位置）

遥测级住院部和另一个普通医疗住院部，两个住院部合并为一个。通常，开始使用高级遥测住院部的患者在出院前被转移到普通医疗住院部，鉴于这种转移是能够预测的，从患者的角度来看，将这两个部门合并到一个人员配置管理结构下，是十分有意义的。

建立一个住院部管理目视白板，作为掌握患者病情和治疗计划的目视化提示。许多部门已经建立了某种形式的住院部管理目视白板，但是白板通常很小，只能满足该部门和护理员工的需求。我们创建了一个成组技术矩阵，分析比较整个系统中管理目视白板的全部构成元素。团队运用这个成组技术矩阵，制作一个标准的管理目视白板，以满足任何住院部的需求（图 2. 2）。

除了合并两个住院部之外，住院部模型还希望结合患者康复所需的服务。从本质上讲，这一想法是让护理人员更接近患者，并在这些护理人员之间开放沟通，以协调患者护理。这一改变促成医生定位在该住院部。这些医生看到的所有患者将仅限于住院部模型。护理协调、社会工作、保洁员工和运输员工也实施了同样的改变。

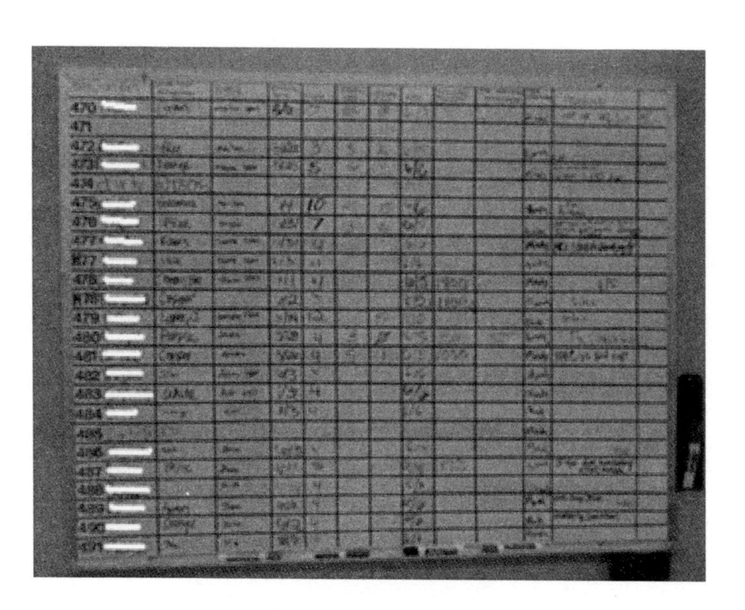

图 2.2 住院部管理目视白板案例

在此改善过程中，关键的护理人员定位于一个住院部，只是第一步。下一步是制定护理人员的标准作业，这样他们就可以顺利进行沟通和管理患者。白板成为信息传输和沟通的焦点工具。医生、护士和护理人员每天在白板前开会，讨论每例患者的护理计划。在这些白板会议期间，所有主要护理人员都有机会讨论患者的病情和需求，同时分配每天需要为患者实施的护理工作。

住院部模型使护理人员能够对住院患者的出院进行规划。根据对每例患者的诊断和病情，确定每个患者的预计住院时间。在患者入院后 24 小时内，确定预计出院日期。这个日期被记录在白板上，而且在团队的查房期间，进行每天回顾。如果需要对出院日期进行更改，则应记录原因并将其制成表格，以便确定并且采取进一步的流程改善活动。例如，经确认，某位专家会诊发生了延误。这使得住院部护理人员优先考虑流程改善，以确保专家会诊的快速实现。为了平衡护理人员之间的工作量，查房小组将确定第二天的出院人数，并且为患者安排出院时间。与出院相关的工作比正常情况更为繁重，而随之而来的新住院的工作通常会使护理人员和医生的工作量增加一倍或者两倍。通过平衡一天中所有可用时间内的患者出院人数，工作可以在所有护理人员之间展开。

保洁

在传统住院部模型中，保洁和运输作为一个独立部门的一部分存在。这会造成多重延误。例如，当患者出院时，部门秘书会向运输部提出转移患者的要求。然后，运输部将确定优先顺序，并指派一名运输员工负责这项工作。当运输员工到达、转移患者时，他们会通知床位管理部。然后，床位管理部会通知保洁部床位脏了，需要打扫。保洁部会按优先顺序，并且将打扫床位的工作分配给保洁员工。当床位打扫干净后，保洁部会通知床位管理部，床位已经准备就绪。然后，床位管理部将通知运输部将患者转移到病房。这个流程充满了太多的沟通步骤、潜在的延误和错误，导致平均床位周转准备时间为 105 分钟。

运用住院部模型，这些集中的资源被分散并分配给住院部，以致力于制定新的工作标准。通常，运输员工在一天中有大量停工时间，通过对运输员工实施多技能交叉培训，他们可以管理 5S 区域、库存供应和对患者进行巡视。

保洁员工和我们一起做了一个换型分析。保洁员工协助拍摄视频，随后提出了一些改善提案，在他们参与和帮助之下，我们建立了全新的、已经验证的工作标准，用以打扫病房，并且将打扫病房换型时间从 30 分钟缩短到 17 分钟，缩短了 43%以上。

沟通白板推动保洁部和运输部计划他们一天的工作。根据预定的出院日期和时间，保洁部不会对预定离开的病房进行“有人”打扫。运输部员工做好患者的出院计划，确定了下一例患者被安置病房的位置。当运输员工转移患者出院时，他们会简单地告诉住院部病房的保洁员工。保洁员工在他/她不在病房的时候打扫房间，而运输员工在把第一例患者转移出院后，立即转移下一例患者。当运输员工返回病房时，保洁员工为新患者准备床位就绪。通过寻求改善提案并让员工作为一个团队一起工作，精益改善团队将床位换型时间从平均 105 分钟缩短到 30 分钟，缩短了71%。

5S

我们实施精益5S工具，减少住院部护士的步行时间和非增值时间。全体护士在药房、设备室、脏乱的公用设施室，实施了5S改善。整个住院部设立了六个供应站，以便将供应品转移到患者的身边，搬运更短的距离。我们制作了看板卡系统，以保证这些供应品库存充足。

遭遇的抗拒

抗拒将现有流程改善为新流程，这是不可避免的。我们如何应对这种抗拒是克服抗拒的关键。我们欢迎抗拒。正是通过抗拒（或者反对），您才会理解，害怕实施改善的原因。有了抗拒，我们就可以了解应该识别的风险以及阻止当前改善向前发展的过往经验。如果识别并分析了抗拒，则在采取任何其他改善措施之前，可以确定并且处理根本原因。

在X医院，住院医生小组领导非常抗拒转变为全新的住院部模型。为了解决这个问题，项目团队多次与他们会面。在最初的会议中，项目团队获得了住院医生小组所关注的问题，并且对这些问题进行优先排序。

一旦确定了这些关注问题，就将其带回住院医生领导团队，进行验证。一旦得到验证，我们会实施对标分析和数据分析，来解决他们关注的问题。

相关方分析

对大多数医生进行了相关方分析。在这个相关方分析中，描述了新的过程，并要求医生提供他们所能对应的支持。此分析结果表明，大多数医生都高度支持这一改变。然而，领导不是很支持这一改变。分析、对标和相关方分析的结果被带回医生领导团队。这足以让他们信服这个项目至少值得一试。

护理协调和社会工作部门在全新的住院部模型下，必须进行许多改变。本部门的工作时间通常从周一至周五的上午8点开始。新的建议是，每周7天的上午7点开始，为住院部进行人员配置。护理协调和社会工作部门实施住院部模型的阻力，主要来自人员配置的资源瓶颈。他们根本没有充足的员工能够覆盖每周7天的轮班。项目团队很幸运地克服了这一问题，获准将两名兼职协调员转为全职，用以实施试点改善。

运输员工已经习惯了大量停工等待，有些员工不愿意被安排在随时需要工作的地方。运输部门确定了几位热心的运输员工，他们愿意尝试这个住院部模型的试点项目。在试点项目后，这些员工感到惊喜。过往，他们觉得日子拖得很长，他们的工作很无聊。运输员工不觉得自己是住院部团队的一员，他们经常遭遇不舒服的对待，因为他们“用了这么长时间才露面”。工作于住院部模型中，他们报告说，觉得日子“飞逝”，实际上，他们觉得自己是住院部团队的一员。住院部员工欢迎运输员工的加入，并且给予他们更大的尊重。这在运输部引起了共鸣，许多员工纷纷要求成为全新住院部模型中的一员。

检查/维持——改善成果

住院时间

通过初期实践，住院部模型证明是成功的。在第一个月内，平均住院日从 5. 84 天缩短到 4. 89 天，缩短了 16%。住院日时长的缩短，每年释放了 1068 张可用床位的额外容量，并降低了医院护理这些患者的成本。

满意度

医生和员工的满意度得到了提高。在住院部模型试点前后，我们使用了同样的问题，对医生进行了问卷调查，满意度提高了。但还存在一个问题。在实施住院部病房模型之后，我们对护理人员进行了问卷调查，用以确定他们对成功的理解（图 2. 3）。住院部模型的调查结果是非常积极的（图 2.4）。

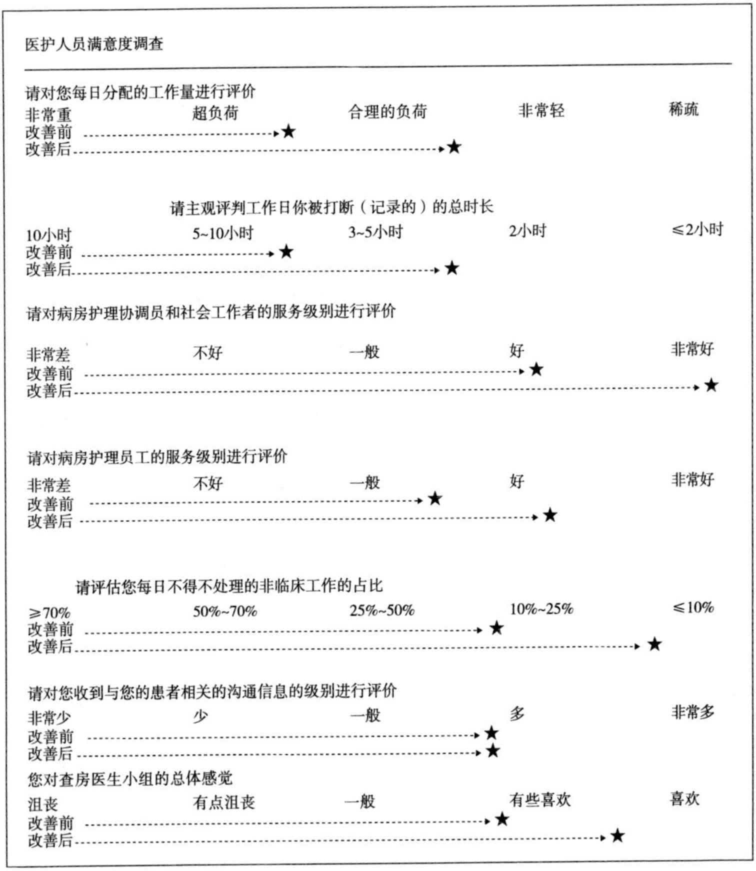

医护人员满意度调查

请对您每日分配的工作量进行评价

非常重　超负荷　合理的负荷　非常轻　稀疏

改善前 ★

改善后 ★

请主观评判工作日你被打断（记录的）的总时长

10小时　5~10小时　3~5小时　2小时　≤2小时

改善前 ★

改善后 ★

请对病房护理协调员和社会工作者的服务级别进行评价

非常差　不好　一般　好　非常好

改善前 ★

改善后 ★

请对病房护理员工的服务级别进行评价

非常差　不好　一般　好　非常好

改善前 ★

改善后 ★

请评估您每日不得不处理的非临床工作的占比

≥70%　50%~70%　25%~50%　10%~25%　≤10%

改善前 ★

改善后 ★

请对您收到与您的患者相关的沟通信息的级别进行评价

非常少　少　一般　多　非常多

改善前 ★

改善后 ★

您对查房医生小组的总体感觉

沮丧　有点沮丧　一般　有些喜欢　喜欢

改善前 ★

改善后 ★

图 2.3　医生满意度调查

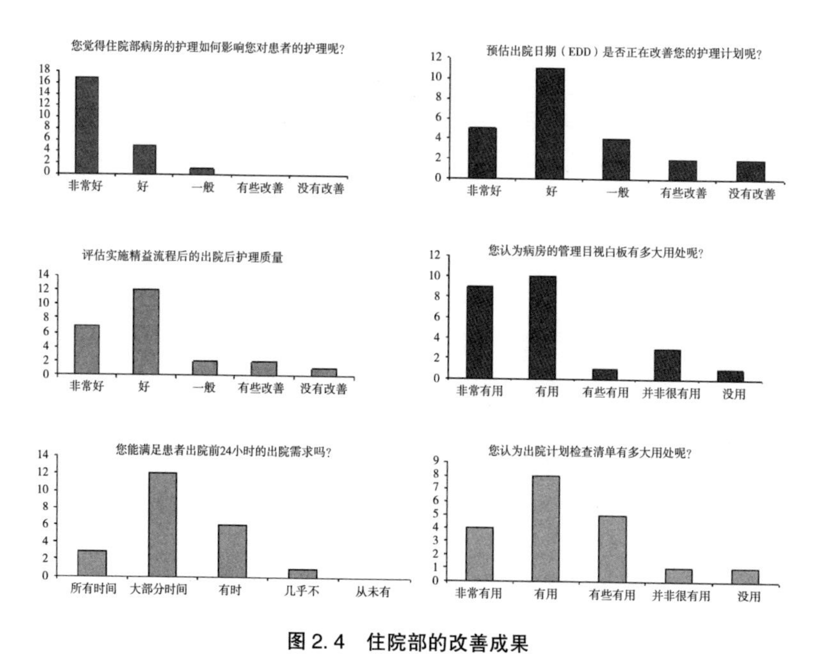

图 2.4　住院部的改善成果

员工的评论：

- “自从改善项目启动以来，住院部工作流程更加顺畅。”虽然仍有压力，但是优先安排工作任务的顺序，是很有帮助的
- “精益系统具有巨大优势”

- “此精益系统应该比我过往工作过的任何系统都更加容易护理患者”
- “住院部模型医生给予患者很多帮助”
- “如果我的所有患者都住在住院部模型的病房，那就太完美了”
- “在一天开始的时候，有机会与医生和注册护士沟通交流，这非常重要”
- “提高沟通、期望和意识”
- “我非常感谢运输员工、保洁员工和社会工作者/护理协调员”

精益/西格玛的概念和工具可以成功地被运用于消除浪费，增加增值活动，打破部门之间的壁垒，从而收获住院部的整体改善。

everaging Lean in the Emergency Department / by Charles Protzman; George Mayzell, MD; Joyce
erpchar / ISBN: 978-1-4822-3731-3

作权合同登记号　图字：01-2019-2232 号

书在版编目（CIP）数据

系精益医疗之急诊部案例 /（美）查理·普罗兹曼，（美）乔治·梅泽尔，（美）乔伊斯·克尔察
著；任晖，陈莉 译. —北京：东方出版社，2019. 9
精益医疗）
名原文：Leveraging Lean in the Emergency Department
BN 978-7-5207-1159-3

. ①美…　Ⅱ. ①查…　②乔…　③乔…　④任…　⑤陈…　Ⅲ. ①急诊—医药卫生管理—案例—美国
. ①R197. 323. 2

国版本图书馆 CIP 数据核字（2019）第 180199 号

系精益医疗之急诊部案例

者：［美］查理·普罗兹曼 Charles Protzman　［美］乔治·梅泽尔 George Mayzell, MD
［美］乔伊斯·克尔察尔 Joyce Kerpchar
者：任　晖　陈　莉
任编辑：崔雁行　高琛倩
版：东方出版社
行：人民东方出版传媒有限公司
址：北京市朝阳区西坝河北里 51 号
编：100028
刷：北京文昌阁彩色印刷有限责任公司
次：2019 年 11 月第 1 版
次：2019 年 11 月第 1 次印刷
本：880 毫米×1230 毫米　1/32
张：4. 375
数：90 千字
号：ISBN 978-7-5207-1159-3
价：88. 00 元
行电话：(010) 85924663　85924644　85924641